羊爸爸讲
中医正养

羊爸爸 刘 佳 著

U0217246

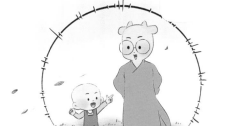

北京科学技术出版社

本书资料仅供参考之用，不能替代医生的建议和护理，您应该在运用本书所述的方法前咨询医生。作者和出版方不承担任何可能因使用本书中包含的信息而产生不良影响的责任。

图书在版编目（CIP）数据

羊爸爸讲中医正养 / 羊爸爸 , 刘佳著 . —北京：北京科学技术出版社 , 2022.12（2025.3 重印）
ISBN 978-7-5714-2539-5

Ⅰ . ①羊… Ⅱ . ①羊… ②刘… Ⅲ . ①小儿疾病 – 食物疗法 Ⅳ . ① R247.1

中国版本图书馆 CIP 数据核字（2022）第 154277 号

策划编辑：张晓燕
责任编辑：白　林
图文制作：赵玉敬
责任印制：张　良
出 版 人：曾庆宇
出版发行：北京科学技术出版社
社　　址：北京西直门南大街 16 号
邮政编码：100035
电话传真：0086-10-66135495（总编室）
　　　　　　0086-10-66113227（发行部）
网　　址：www.bkydw.cn
印　　刷：北京宝隆世纪印刷有限公司
开　　本：880 mm × 1230 mm　1/32
印　　张：6.625
版　　次：2022 年 12 月第 1 版
印　　次：2025 年 3 月第 11 次印刷
ISBN 978-7-5714-2539-5

定　　价：68.00 元

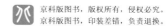

中医育儿的星星之火

2018 年 4 月 15 日在梅州举办的松果计划暨羊爸爸中医育儿公益讲座，是全国巡回公益讲座的第 61 站。刘佳以及另外几位妈妈是这场讲座的组织者，也即东道主。会后，刘佳带我们到一家素食馆吃饭。这家素食馆有个特色，上菜前需要客人点一盏灯。那天这个点灯的任务就交给我，我点燃后，看着灯微笑。

我突然就有点感动，羊爸爸团队和这几位普通的妈妈们，这一天所做的工作似乎也就帮到了少数的一两百位妈妈，帮到了一两百个家庭，但这样的心意，就是在传递着一种温暖，就如这盏灯，光虽弱，但暖意已在我们心中。

公益讲座的内容，从中医的角度来看，都是最简单的内容，但每每看到大家都举着手机不停地拍，看到大家都拿着本子不停地记，我知道，这些知识恰恰就是所有的妈妈们、所有有小孩的家庭都需要的。了解了这些正治正养的理念、方法，就能让一个小孩从此走上健康成长的大道。小孩健健康康的，自然就能带来全家的和睦幸福，这就是温暖人间的力量。力量源自老祖宗带来的智慧，源自中医的智慧，我只是一位普通的传播者，一位中医育儿讲师，而羊爸爸只是把许许多多的传播力量集合到了一起。

从 2014 年到现在，有许许多多的妈妈们成长起来，成为中医育儿传播的中坚力量。刘佳便是其中一位佼佼者，她在中医育儿方面所做出的努力与成绩，展示了极好的榜样力量。2018 年 7 月她通过羊爸爸中医育儿讲师认证，此后就一直活跃在中医育儿线上和线下的公益讲堂中，是深受大家喜欢的中医育儿专家讲师。刘佳还是羊爸爸公众号的签约作家，她很善于用故事来讲中医，屡有佳作发表，朴实而落地的内容，深受粉丝们喜爱。

看到那么多因错误治疗、错误喂养而健康状态不佳的小孩，羊爸爸团队最初几年，把很多的传播力量都放在了针对小孩健康的中医育儿板块。现在，我们越来越清晰地意识到，小孩的健康要放在全家健康的大环境中考虑，中医要为家庭健康赋能。所以这本关注小孩正养的书，也不只是讲孩子怎么正确饮食的，而是从饮食方面出发，来关注到全家的健康。

是的，中医一开始就是生活化的，健康本来就应该是从当下出发，从学习生命规律出发的。《黄帝内经》开篇讲的就是"饮食有节，起居有常，不妄作劳"，即好好吃饭，好好睡觉；还讲"精神内守，病安从来"，这些都是讲的生活、讲的当下，并没有一开始就讲怎么治病，因为健康的本质就在于此——我们要的是健康，而不是有病后再治；我们期望都能治未病，可以未病先防。

中医育儿的传播，经过这些年的慢慢积累，已成星星之火可以燎原之势。但羊爸爸能影响到的百万家庭，在中国几亿家庭中还是微不足道的，中医育儿的传播，还有待所有能接触到中医的朋友们的持续努力。

这是羊爸爸出的第六本书，期待能继续为中医服务于家庭健康作出自己的贡献，这也是羊爸爸所有团队成员的期望。

杨千栋
羊爸爸中医育儿创始人

给孩子选择最合适的喂养方法

"愿每一个守着孩子生病的漫漫长夜，被一束光照耀。"这句话是当年羊爸爸的宣传语，第一次看到时，我的心被深深地打动。回想起来，那就是一个转折点，我开始将孩子的养育转到一个正确的大方向。至此，我开始了解、学习、实践真正的传统中医小儿喂养。

当然，一开始了解到忌口、多吃素、不饿不喂等中医正养的方方面面时，因为跟之前所接收的理念很不相同，我也有怀疑和困惑，但还是决定试一试。就这样慢慢地，带着觉察之心，我把中医正养的路越走越稳，我家两个孩子也被养护得越来越好。在这么多年的时间里，我同时也接触到其他更多的孩子们，发现孩子们大多情况下的生病，都跟喂养有关系。如果能把喂养做好，可以避免大部分疾病。

中医传承千年的小儿养护，我们称之为中医正养，它能够把孩子们的身心都养护得健健康康。但生活在现代社会，我们被很多东西迷惑了，被一些不同的声音困住了，反而对顺应自然、顺应孩子生长发育的中医育儿常识都认识不够。我写作的发心就是希望更多的家长们能够看到中医正养，找到最适合自己孩子的喂养方式，避免孩子们很多的病痛。

希望这本书能够引起大家的思考，思考什么才是真正适合自己孩子的喂养方式，这没有标准答案，也没有唯一的答案。中医正养不是照本宣科，它不会很直接地告诉我们一天要吃几克的肉，几克的蔬菜，几克的鸡蛋……因为我们是人，我们的关注点一直都在人体身上，首先关注的是我们吃进来的东西，身体是否能够运化，而不是把关注点放在外来的那些食物需要摄入多少分量。

在此特别感谢我的中医老师袁超明老师，在他的医术照顾下，我才能多次化险为夷，身体调理得越来越好，才能有精力写出这么多文章。感谢我的父母在我从小到大体弱多病时悉心照料，不离不弃。感谢我的小学写作启蒙老师李瑞雪，是她发掘出我的写作能力。感谢广东药学院的我的师兄师姐同学们，是他们在我当时每个月去一次医院时通宵守候。感谢我的先生对中医的支持，让我可以用纯中医的方式带两个孩子。

感谢杨爸及羊爸爸团队，羊爸爸中级班志愿者的师兄师姐们，还有川沛姐、秀珠姐等在中医界里的师姐们。他们一直在中医路上，让更多的人得到中医的照拂。

往后余生，一路中医。愿我们的孩子们健康成长。

刘　佳

执业中药师

羊爸爸松果计划中级讲师

目录

第三章　生小病了，用食疗帮助身体恢复正常状态

第二部分　顺应节气,抓住调整孩子身心的好时机

第四章　用春天的生机帮助孩子长大

第五章　用夏天的阳气守护身心

第七章　用冬天的"收"藏好能量

第一部分

尊重身体，
选择孩子当下适合的食物

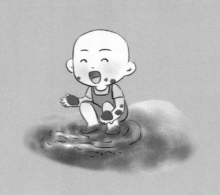

第一章

选对喂养方式，
让孩子受益一生

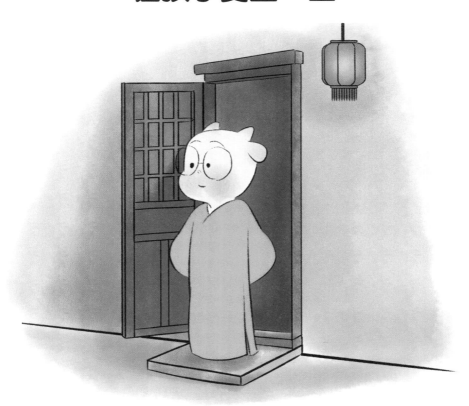

从第一口辅食开始走对方向

任何营养建议，首先不能脱离孩子自身的消化和吸收能力

添加辅食是一个令无数新手妈妈纠结、头疼的话题。在网络上搜索此类话题，会发现有一大堆文章，让人眼花缭乱。例如，添加辅食的时间、顺序、种类、各个阶段所需的营养……五花八门的信息让人觉得这事怎么那么困难。

有一次，我在一个微信群里谈起有个 1 岁多的宝宝每天晚上把蒸蛋羹当夜宵吃，结果由于积食引起了发烧。立刻就有人说，生病原因有很多种，肯定不是因为吃鸡蛋，然后一股脑儿地说了鸡蛋的营养价值和很多必吃理由。其实持这种观点的家长并不在少数，可是婴幼儿真的需要吃如此多的肉类和蛋类才能健康成长吗？

为什么有些孩子没吃这么多高蛋白质食物也长得不错？为什么我们的父辈小时候以及现在一些大山里的孩子饮食单一，没有多少肉、蛋、奶、水果，也依然长得壮壮的？

为什么我们那么注重添加辅食，买了料理机，买了种类繁多的米粉、菜泥、肉泥、水果泥，宝宝还是出现这样或那样的问题？

为什么添加辅食以后，孩子没有因为营养摄入更多而变得更健壮，反而出现睡觉不踏实、长湿疹、容易生病等问题？

那些关于添加辅食的指导原本没有错，错的是脱离了宝宝自身的消化吸收能力，忽视了宝宝自身的生长发育特点。其实，这本来是件很简单的事。

添加辅食只有一个原则：顺应婴幼儿的生长发育特点，保护好宝宝稚嫩的脾胃。辅食就是辅助之食。既然是辅助的食物，就要以清淡、容易消化吸收为宜。

小孩子就像刚发芽的小树苗，施肥太多反而会烂根

可爱的小宝宝就如同刚发芽的小树苗，生发之气旺盛，但是小苗的根还是白白嫩嫩的，这个时候不需要施肥，只需要浇水，让小苗接受风吹日晒，让它的根延伸、长粗。根系发达，何愁长不成参天大树？

错误的辅食添加方式如同天天给小树苗施肥，该浇水、松土的时候施肥太多，小树苗的根会烂、叶会黄。同理，脾胃负担过重的宝宝会出现各种各样的问题。

下面这几个"羊爸爸社区"的案例，很好地说明了喂养过度导致的问题。

孩子的很多病，都是因为吃进去的食物超出了脾胃的承受能力

◎ 案例 1　宝宝 1 岁 4 个月，发烧

宝宝长期便秘，一直以米饭、面条喂养为主，辅以青菜、土豆、南瓜等，几乎不吃肉、水果，即便吃也只是偶尔，量也特别少。每天吃一个鸡蛋，没

有断过。大便黑臭，似羊屎蛋，孩子平均三天大便一次，多数时候都需要用开塞露帮助排便，偶尔自己排便，但也排不尽。

点评：妈妈说每天吃一个鸡蛋，没有断过，虽然几乎没有吃肉和水果，但从长期便秘的情况来看，每天吃一个鸡蛋已经明显超过这个不到 1 岁半的宝宝的消化吸收能力。

◎ 案例 2　宝宝马上 1 岁，鼻塞、咳嗽

宝宝基本每天都大便一次，大便有时成形，有时不成形。宝宝每天早上 7 点多吃点米糊，是多种谷物加大米口味的，然后再吃点菜泥、鱼泥或牛肉泥，10 点多喝 150 毫升母乳，下午 1 点多吃点米糊，4 点左右喝 150 毫升冲泡的奶粉，6 点左右吃点菜泥或肉泥，7 点多吃米糊，9 点多喝 120 毫升冲泡的奶粉，之后就是吃母乳和睡觉。

最近，孩子头上、下巴两侧长了热疙瘩，发痒。舌头中后部的舌苔很厚。额头、后脑勺和后背出汗多，吃奶时出汗特别多，早上起床时头下面有一圈都是湿的。

点评：案例中提到早上、中午、下午、晚上各一次的辅食中添加了菜、鱼肉和牛肉。这个宝宝还不到 1 岁，辅食就多于主食，且频繁地这样吃，造成过多的能量聚积在身体里，出现了汗多、头部长热疙瘩、舌苔厚等问题，这就表明喂养强度超出了 1 岁孩子的脾胃承受能力。

◎ 案例 3　宝宝 12 个月，发烧、咳嗽

宝宝生病前吃了鱼汤面，还吃过菜饭、鸡蛋、蛇果、牛油果、母乳，生病后开始吃粥，加点青菜，再吃点母乳。

大便量多、不成形，很黏，颜色黑，有些酸臭。

点评：肉、蛋、奶、水果都添加了，杂乱的辅食导致消化不好，大便的质地、气味都会不正常。

◎ **案例 4　宝宝 7 个月，咳嗽、痰多，呼吸声较粗重，鼻塞，流涕，打喷嚏**

宝宝 6 个半月后添加小米油。吃辅食后还会再吃奶，这样能一顿喂饱。宝宝生病前出现便秘，表现出胀气的症状，排屁困难，排出的屁很臭。用开塞露 5 毫升后排出臭便。宝宝感冒后，便秘没有了，每天排便 1~2 次，但大便很黏，颜色偏深黄。

孩子睡眠一直都不好，经常突然啼哭、惊醒。

点评：宝宝本身睡眠不好，加上吃辅食后立即喂奶，这样重复几次之后，宝宝脾胃的负担就过重了。

这 4 个案例的共同点：

① 宝宝都在辅食添加期；

② 宝宝吃得比较"营养"；

③ 宝宝大便都不好。

结论：以上宝宝的辅食添加情况都不太适合他们的身体状况，容易引发一些症状，比如过敏、起疹子、腹泻或者便秘等。这个时候不论中医还是西医，做出的选择都是停止吃辅食。

给辅食做减法，孩子就可以少生很多病

那么，如何解决添加辅食所带来的问题呢？

我们需要观察宝宝的大便、食欲、睡眠情况，以及其他身体状况，灵活地调整宝宝的辅食。出现异常情况的时候，要减少辅食的种类和数量。具体来说，有以下 5 个原则要遵守。

◎ **原则 1**

辅食和母乳、奶粉需要分开喂。喂了辅食不能马上喂母乳或奶粉，喂了

母乳或奶粉也不能马上喂辅食。宝宝的脾胃功能还没发育成熟，消化和吸收功能还在完善中，母乳（或奶粉）和辅食连着吃则很难消化，容易积食，积食久了会变成疳积。不能理解的妈妈可以自己试试：吃饱饭立即喝一杯奶，感受一下那个滋味。

◎ 原则 2

不饿就不喂。喂的过程中，宝宝注意力出现转移，如避开勺子，想玩玩具或者爬起来、坐不住，就不要再喂了。哪怕只吃了一两口，宝宝就表达出不想再吃的意思，那么就不要喂。相信宝宝发出的信号。

◎ 原则 3

孩子的大便、睡眠、胃口、情绪出现问题时，暂停喂辅食。对于只喂母乳或奶粉的宝宝，可以减少奶量或把奶粉泡得稀一些，还可以用米油、较稀的米浆来代替奶粉。稍大一些的宝宝可以只喂白粥。耐心等待宝宝的状态恢复。在宝宝状态好的时候，可以尝试添加新种类的食物，然后观察宝宝的大便和睡眠情况，并做记录。

◎ 原则 4

辅食中尽量少添加寒凉食物，包括性寒的食物（黄瓜、西瓜、柚子、梨等，黄瓜和西瓜在三伏天可适量食用）和低温的食物（冷饮、冰激凌及刚从冰箱取出的食物等）。下午 4 点以后不吃肉类等不易消化的食物及水果、糖、巧克力、蛋糕、点心等。晚上睡前 2 小时不要喂任何食物。

◎ 原则 5

不要过早添加辅食，也不要一开始就添加难消化的肉、蛋、水果等。孙思邈的《备急千金要方》里记载："儿早哺者，儿不胜谷气，令生病，头面身体喜生疮，愈而复发，令儿尪弱难养。"

北宋儿科医学家阎孝忠的《阎氏小儿方论》里记载："半岁以后，宜煎陈米稀粥，取粥面时时与之；十月以后，渐与稠粥烂饭，以助中气，自然易养少病。唯忌生冷油腻荤茹甜物。"

上面古书中说的意思是辅食适合在孩子 6 个月后添加，添加太早则会伤及脾胃，孩子容易体弱难养，易出现各种皮肤问题。第一口辅食要吃米油，等 10 个月后，再逐渐吃稠粥来养脾胃，要避免吃生冷油腻、不干净、过甜的食物，这样孩子自然就能少生病。

中医版的辅食清单：食物要换成脾胃喜欢的

2 岁以内的婴幼儿生长迅速，每个阶段都有相应的大运动和精细运动方面的发展。我们要做的就是顺应宝宝自身的发展情况和脾胃功能的发育情况来决定添加辅食的时机。

◎ 6 个月

孩子的第一口辅食应该是米油，"米油赛人参，婴儿食米油，百日则肥"。现在很多妈妈大概不知道米油是什么了，米油就是米粥表面不带米粒的那层粥油。米粒本来就是植物种子，由植物种子熬出来的汤就蕴含着强大的生命力，这是其他食物所不具备的，这股强大的生命力对孩子的身体成长非常重要。而且，米面还是养脾胃且极易消化的食物。米油是米中精华，它的补养效果是最佳的。

◎ 7~9 个月

辅食宜为米油、白粥。

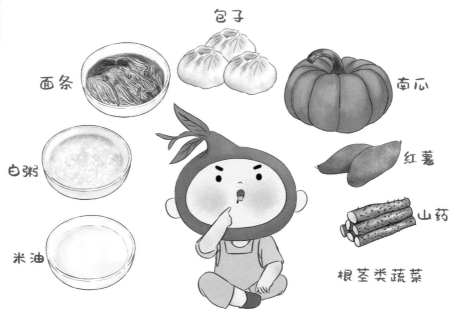

◎ 10~12 个月

辅食仍为米油、白粥，土豆、红薯等易消化的根茎类食物，可以在粥里逐步少量添加。

◎ 1 岁 ~1 岁半

孩子开始学习走路，运动量开始加大，母乳或者奶粉的摄入量慢慢减少，辅食添加量增多，这时可以添加根茎类蔬菜，用土豆、南瓜、胡萝卜、西葫芦等配粥、馒头、面条以及其他的发酵类米面食品。

◎ 1 岁半 ~2 岁

孩子走路越来越稳，语言能力发展迅速，能做开瓶盖、解纽扣等精细动作了，能够抓握勺子往嘴边送，会自己用勺子吃饭。此时，孩子摄入的奶量进一步减少，原来的辅食变为主食，粥、饭、面条等米面食品逐渐增多。宝宝还可以每周尝试吃一两次杂粮、炖烂的豆类。红薯、山药及其他蔬菜可以由软烂质地逐渐转为块状。

肉、蛋、水果不能盲目吃

添加辅食时，到底能不能添加肉、蛋、水果呢？不添加是否会造成宝宝缺乏营养呢？最重要的营养供给还是来源于宝宝的主食——母乳或者奶粉，这里面的蛋白质和微量元素等已经足够满足宝宝成长所需。

如果要添加肉、蛋，也需要等到宝宝长出磨牙，有咀嚼能力的时候。这时添加肉片和蛋，宝宝才能慢慢咀嚼并吞咽。每个宝宝的牙齿的生长速度都不一样，所以添加较难消化的食物时也要按照宝宝的发育程度来安排，应以宝宝的实际情况为准，而不是完全按照书本或者专家的话做。

宝宝正在茁壮成长，阳气对宝宝来说至关重要，水果虽然可以补充维生素，但是大多数水果都偏寒凉，这种寒凉会影响脾胃的阳气。1岁以内的宝宝最好暂时不吃水果。其实，五谷本身就有很丰富的维生素，如果在宝宝的饮食中能够做到五谷为养的话，足够满足宝宝成长所需。

警惕过度喂养，要把着眼点放到养护脾胃上

我的一位中医老师曾说："现在的人啊，主要就是太有钱了，整天想着给小娃娃吃什么有营养的。哪像我们自己小时候就喝点粥，也能长这么高大。" 我的一位中医朋友也常说："城市里的小孩普遍都脸色青白，鼻梁发青，牙齿有黑斑，而且妈妈们都说带得辛苦极了。"其实，这些问题

都跟过度喂养有关。

历代医家对小儿生理特点的论述很多，归结起来主要为脏腑娇嫩、形气未充、生机蓬勃、发育迅速。这就好比旭日之初升，草木之方萌，欣欣向荣。从开始添加辅食，我们就要保护好宝宝身体的根本——脾胃，才能让宝宝如树苗般茁壮成长为参天大树。

古人云："四时欲得小儿安，常要一分饥与寒，但愿人皆依此法，自然诸疾不相干。"

总的来说，添加辅食的大原则就是在保证以喂母乳或者奶粉为主的情况下，以宝宝的生长发育阶段和状态为准进行添加。**婴幼儿先要做到好好吃主食（婴儿的主食为母乳或奶粉），因为主食已经涵盖了所需的大部分能量和营养。主食吃好了，再来逐渐地添加辅食。**辅食只是辅助的食物，它是帮助宝宝学会咀嚼，从奶过渡到正常饮食的食物。

每个人都是大自然的孩子，添加辅食也要顺其自然。当明白了这一点，适时添加能保护好脾胃的辅食，我们就能拥有一个浑身散发着健康快乐气息的宝宝。

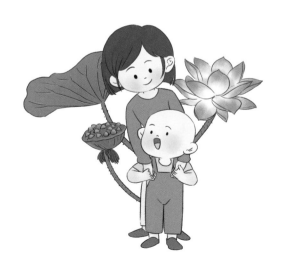

在吃饭这件事上，要听身体的话

提升正气的吃饭方式：一口一口，静静地吃

今年春节后，我上班比较早，单位食堂还没开，我就自己煮饭吃。我有意控制了自己的饭量，煮的米饭正好能吃完又管饱，另外再炒一小把蔬菜或者煮点蔬菜汤。

有时我把饭吃完了，感觉只有七八分饱，还想再吃；有时菜很合我的胃口，也想再吃。但因为煮饭的时候控制好了量，想吃也没有了，正好让我不会跟平时在家里那样吃到九分饱、十分饱。

吃饭的时候就我一个人，也没人和我说话。我就找个有太阳的窗户，一边晒背一边细嚼慢咽地吃饭。

我吃着吃着发现，原来米饭很香甜，蔬菜也非常清甜，一口一口地吃，让人感觉很舒服。我就这样吃饭，持续了一个多月的时间。我以前那种吃完午饭就犯困，午睡后似醒非醒、还有点乏力的状态全都没有了。本来平时我特别容易受寒，但在这段时间也没有感冒。

不经意间，我在吃饭的过程中做到了提升正气、预防疾病。虽然修习中医也有些年头了，但我还是惊讶于吃饭方式的改变所带来的身体变化。

中医治病，有很多流派、很多角度，但是在身心的养护方面，观点从来都是统一的。《黄帝内经》记载："夫四时阴阳者，万物之根本也。"这也是告诉我们要顺应四时，顺应生命的节奏，顺应自己的身心。

"是故圣人不治已病治未病，不治已乱治未乱"，中医强调治未病，我们应该把时间和精力放在疾病发生之前的身体保养上，放在如何维护健康，如何提升正气、预防疾病上，而不是日常不注意，生病之后才把精力放在治疗上。

下面我总结了几点关于吃饭的心得，供大家参考。

你在吃饭，饭也在"吃"你

吃饭时，人是在补充能量，但身体需要先消耗能量去消化食物，才能把食物转化为身体所需的能量。这就是说，你在吃饭，饭也在"吃"你，"吃"你的津液气血以完成消化。换句话说，为了消化食物，你需要消耗你的津液气血。"食不言"就是要专心吃饭，身心一体地品尝食物，让身体能够把津液气血顺利地集中到消化系统。

当然，在家里热热闹闹地吃饭也不是不可以，我们可以在饭桌上跟孩子聊聊正在吃的食物，聊聊轻松愉快的话题。吃饭时尽量不看电视、不听音乐、不责骂孩子，也不跟家人发生争执。

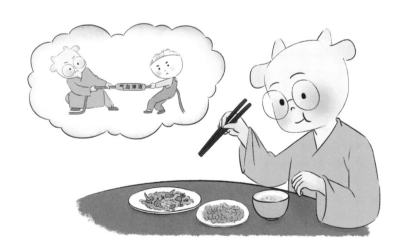

吃饭时就要做好吃饭这件事。如果被其他事情分散精力、扰乱身心，津液气血就会被调到其他地方，消化系统里的津液气血可能就不是 80%，而被降到 60% 甚至更低，那么就会造成我们通常所说的消化不良。

吃多吃少，孩子的身体说了算

每餐只吃七分饱，自我感觉饥饱适中即可。如果胃口很好，想多吃一些的时候怎么办？我们可以把吃饭的速度放慢，一口一口地细嚼慢咽，延长吃饭的时间，这样能提早产生饱腹感，防止吃得过饱。

如果孩子吃饭时已经开始分心或者表示吃饱了，那就别让孩子再吃了。当然，有时孩子只吃了几口就不吃了，很多大人会哄着孩子继续吃，其实不需要这样。知饥知饱是身体的本能，我们要相信孩子。我们需要做的是回想一下孩子是否饭前吃了零食，或者是不是真的食欲下降了，找到背后的原因，然后去调整。

如果胃口差，就把菜和主食同时减少。有些人没胃口时只减主食，仍会吃很多菜，这样做其实并未减轻脾胃负担。长期这样进食会导致主食摄入不足，而主食是气血的主要来源，主食摄入不足易造成气血两虚，引发疾病。

如果身体存在亚健康或者长期调理都不见好转的情况，可以先尝试改变吃饭的习惯，调整食物的种类，调整主食和其他食物的比例，说不定会有让人意想不到的效果。

选择食物，不能只看营养摄入，更要关注身体能不能消化得动

有一段时间，我的脾胃差到了极点，容易腹胀。那时我以为是脾胃虚寒，

吃了很多滋补的东西。结果那些"好"食物都没有补进去，脾胃也没有按照"补"的方式调理好，可我那时并没有对这些有所觉察。

吃饭也好，其他的调理也好，都要用身心去觉察是否适合自己。吃完某种食物，从头到脚的感觉怎么样，睡眠、大便有什么变化，精神上感觉如何……这些都需要我们去细细体会。

食物都是好的，营养都很丰富，关键是适不适合自己。这个判断不是靠专家来告诉我们，最重要的是需要我们自己去体会和觉察。例如，我爱吃水果，但我发觉自己吃在冷库储存过的葡萄会肚子疼，而新摘的葡萄吃了好几颗也没问题。

照顾孩子吃饭，则更需要我们去观察，训练自己的觉察力。孩子平时饭量多大，大概吃多少就开始不专心吃饭，大概吃到什么程度就差不多饱了，这些我们都要心里有数。我们可以教孩子感觉自己是饱了还是想再吃点。孩子胃口突然增大或者减小，则需要引起我们的注意，及时调整饮食。其实，这就是我们一直提倡的反馈式喂养。

反馈式喂养，就是根据孩子当下的消化能力来喂养

◎ 什么是反馈式喂养？

这就是指我们要观察孩子的吃喝拉撒睡的情况，并和以往的日常情况做对比。这是一个有关观察记录的工作。这个工作最大的好处，就是我们能预判孩子的身体状况，提前控制。观察力敏锐的妈妈会知道孩子在什么情况下可能会发生什么状况，什么情况孩子能自己扛过去，什么情况需要帮忙，什么时候需要去看医生。即便不懂中医，妈妈也可以通过密切观察，预见可能会发生的事情。

刚有积食发生的时候，我们可能会发现孩子不太想吃东西了，或者嗜睡，

排便的间隔变久了或大便有点干，手心爱出汗，屁股或者下唇有点红。这个时候，孩子还没有出现发烧或者拉肚子的症状，舌苔可能也还没有变厚。如果这个时候能意识到孩子有积食，那下一次吃饭要吃得简单一些，或者间隔得久一点。这样大人就不至于有诸如"为什么今天不按点吃饭""为什么今天的营养目标没有达成""为什么今天午睡这么久""为什么今天睡觉这么晚"等等这些强迫症式的疑问。

反馈式喂养打破了育儿的条条框框和"标准"，它让你站在孩子的角度去看懂孩子。

◎ 反馈式喂养还要求家长不强迫喂饭

很多家长喜欢哄着孩子喂饭，只要孩子张嘴就行了，其余所有的事情都由家长代办。吃饭本来是自己的事情，孩子能用勺子后就应该养成自主进食的习惯。家长喂饭是按照自己的节奏给孩子吃，家长喂得多、喂得快，容易造成孩子积食。让孩子自己吃饭，同时也是锻炼他们的手眼协调能力的最简单的方法。

◎ 另外，要吃适合自己的食物

有很多家长听说什么食材好就立刻买来给孩子天天吃，比如说，大家都知道红薯是滋养脾胃的食物，但是有的孩子吃了会胀气、不消化，那么我们还要一直给孩子吃吗？当然不行。红薯虽好，但它明显不适合自家孩子的身体，那就不能强吃。五谷为养，我们还是要以五谷为主，其他任何滋补的食物都是辅助。

不要把生活安排得太满，才能让人生更有意义。身心也一样，不要把身心塞得太满，才能让健康更长久。学会好好吃饭，才能真正地提升正气、预防疾病。

状态不好时，
选择食物以"减轻身体负担"为原则

生病的时候，忌口也是一种"药"

有时候，我会听到一些朋友对中医忌口的抱怨："中医好烦啊，这不能吃，那不能吃。"也有人认为没必要那么讲究。总而言之，这些人不想忌口，至少不想那么严格地忌口。

当朋友说不想忌口时，其实我是很羡慕的。这说明是否忌口对他们没有影响或者影响不大，他们的身体其实还是不错的，不会因为进食某种食物就出现问题，或者即使有问题，也没有严重到必须忌口的程度。

一般来说，忌口是针对病人而言的。有些病症的忌口是大众熟知且都会遵守的，如糖尿病病人要忌口高糖分的食物，冠心病病人要严格限制高胆固醇和高脂肪的食物摄入，有"蚕豆病"病史者不能进食蚕豆及其制品。

有些忌口则会使大众产生一些疑问，如出现病症时，为什么要暂停摄入肉、蛋、奶、水果？这是因为，当人在生病时，气血会去正邪斗争最激烈的病灶处帮助人体，相对地，分给脾胃的气血就少了。这时候再给孩子吃大鱼大肉，就会给脾胃增加负担。所以要清淡饮食，吃一些容易消化的食物，以减轻脾胃负担，让气血安心地去"战斗"；而不是在这种时候还担心营养问题，刻意增加肉、蛋、奶、水果等，加重脾胃的负担。

忌口属于简易食疗的一种，几乎不用辨证就可以通用。孩子生病的时候，

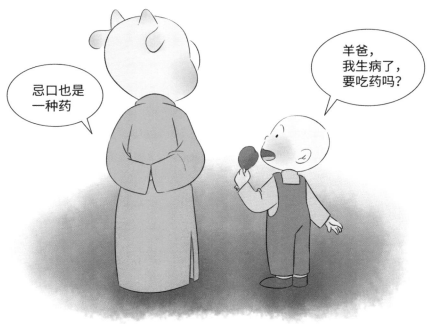

大人首先能做的就是在食物上做简化。人在病程中，脾胃功能会下降，而进食好消化的东西，不会增加脾胃的负担，营养物质容易被吸收，病也会好得更快。

越是生病，饮食上越要简单、容易消化

在中医营养学中，忌口是很重要的存在。孩子生病的时候，我们给他提供的食物就应该是容易消化的、性味平和的，同时也含有营养的。能满足这三个条件的、最好的食物就是粮食制品了，比如米粥、汤面之类，更小的孩子则可以喝米油。

粮食历来都养人，我们世世代代都以粮食为主食，就因为它们聚集了四季的精气和土地的能量，可以濡养肠胃。如果做成流食，还可以快速给身体补充津液。除了米面之外，也可以给孩子选择一些性味平和的蔬菜，给身体补充营养。

病期忌口清单：肉、蛋、奶、水果

我们来仔细看看这些在病期可能会带来麻烦的食物。

肉类，从营养学上说是高蛋白、高脂肪的食物，从消化上来看它的代谢速度比蔬菜、谷物慢得多。而从中医的角度来说，肉制品大多属于阴性食物。有俗语说"肉生痰，鱼生火"，不是没有道理的。

这个痰，就是脾胃在消化食物时产生的代谢垃圾，吃油腻、甜腻、难消化的食物时就可能会产生，尤其是生病的时候。而如果这个时候生痰，一定不利于病情的好转。蛋类也属阴性食物，消化难度高，病期不容易被消化吸收，所以安全起见，还是暂时不吃。

奶制品属性阴寒，会影响脾胃的阳气和身体的恢复，尤其是对有鼻炎、咳嗽、湿疹的孩子影响更大。奶制品又是很多孩子每天摄入量很大的食物，如果非要吃的话，也建议减量，比如把奶粉冲淡一点或者减少摄入次数，也可以用其他食物来替代，比如米浆。

再来说水果，水果大多偏寒凉，又是生食，没有经过加热。受寒的孩子，尤其需要忌口水果。孩子的受寒症状，表现出来可能是感冒、咳嗽、流鼻涕，也可能是拉肚子、呕吐，这种时候最好不要再吃水果。因为孩子脾胃相对较弱、敏感，受寒后身体需要更多能量对抗邪气。寒凉的水果，一方面会加重体寒，另一方面也会阻碍脾胃运转，影响正常消化，不利于身体的修复。

肉、蛋、奶、水果的减少或暂停只是一个大方向，是以推动脾胃恢复、让身体通畅为目的的。也有一些中医并不要求忌口，只要辨证准确，单靠吃药的效果也会非常好。但我们最终要观察的不仅仅是症状是否消失，还要看孩子整体的恢复情况，要根据孩子的大便状态、睡眠情况等细节来决定要不要暂时忌口。

甚至病好之后，为了预防反复，可以再清淡饮食几天作为过渡。身体经过一番与病邪的斗争，需要休整几天，才能慢慢回到原来的状态。脾胃的恢复是个循序渐进的过程，饮食的恢复也同样需要慢慢来。

孩子会因为忌口而缺乏营养吗？

其实无论你吃什么，生病都会让身体的生长放缓几天。因为身体在解决麻烦，就没有工夫生长。在这种情况下，最大可能地缩短病程才是首要策略。

一定程度的饮食简化，可以减轻身体的负担，让孩子更好、更快地恢复。《伤寒论》中提到的"损谷则愈"，就是在说少吃可以帮助疗愈疾病。少，既指品种的少，也指数量的少。

生病的孩子，活力是有所下降的，他吃的东西与他的活力程度应该是匹配的，原味的、适量的、简单的、自然的食物才适合孩子此时的身体状态。

总的来说，生病的时候，能最快吸收、最好吸收的营养才能帮助身体，否则就会变成身体的负担。

忌口是方法，不是枷锁，要身心合一

那可以想吃什么就吃什么，不用忌口吗？可以，但有前提条件。这个前提条件就是你对身心有觉察：这样吃则身心感觉舒适，你愿意为此承担后果，愿意负责任，出现问题不抱怨。如果内心舒适了，身体却不爽快了，那么我们就要反思这样的吃法是不是适合自己，并做出改变。

如果明明知道不能吃，但内心想吃，却压抑着自己不能吃，内心感到委屈、不舒畅，身心是一种分离的状态，这就不是真正意义上的忌口。

真正意义上的忌口是对自己身心有着清醒的认知，了解自己的体质，明白自己身体的状态处于什么阶段，适合哪种食物、不适合哪种食物，发自内心愿意接受有节制的饮食方式，即身与心是一体的。

同时，不因忌口而沾沾自喜，也不因忌口而悲伤难过。《黄帝内经》记载："上古之人，其知道者，法于阴阳，和于术数，食饮有节，起居有常。"饮食要有节制、有节律，每一个人对食物的耐受都不同，平时需要多花时间察觉。

或许又有人说这样太麻烦，就只想做个不思考的"吃货"，满足口腹之欲。这也不是不可以，如果你不论是吃得杂还是吃得多，或者吃生冷、寒凉、煎炸、油腻的食物，吃各种水果、冷饮、雪糕、冰激凌，均能很好地运化，而且气血通畅，脸色红润，睡眠质量好，胃口好，每天大便也通畅，精力也充沛，那就随意些，这是没问题的。

忌口只是我们治病和养生的一种方法，为我们所用，而不是枷锁，也不能走极端。当我们明白了这点，就能更好地运用忌口。

第二章

从一粥一饭开始，
养护孩子脾胃

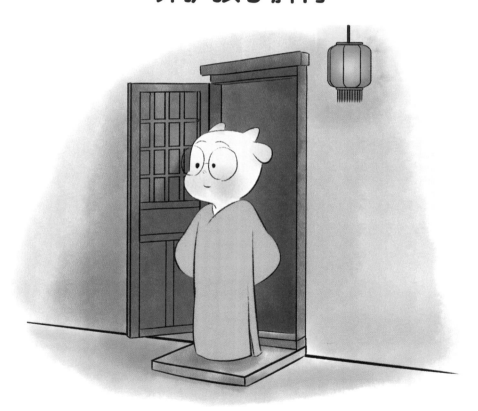

一粥一饭是天地间最补养的东西

谷物能量最高，也最易吸收

中医认为种子是能量最高的食物，每一粒米都是种子，每一粒麦都是种子。它们本身就蕴含着强大的生命力，同时米面粮食更是人体花最少量气血便能消化吸收的食物，它们耗能最少，得到的能量又最多。古人早就发现，五谷最养脾胃，但是有点遗憾的是，近年来一些声音在引导人们减少主食，甚至是以其他食物代替主食。

"五谷为养"就是"主食第一"

《黄帝内经》记载："五谷为养，五果为助，五畜为益，五菜为充，气味合而服之，以补精益气。"五谷为养是指以五谷作为维持人体生命活动的基本物质或基本营养。具体来说，日常主食、蔬菜、肉蛋等食物的摄入比例应为5：3：2。而现代人吃饭时，蔬菜、肉蛋倒成为"主食"了，先吃一大堆菜，最后才吃一点米饭等主食。我们在吃饭的同时，饭也在"吃"我们，食物需要消耗我们的气血去运化，长期不吃主食会让气血消耗得很快。正确的饮食习惯才能让人保持长久的健康。

我爸爸的老朋友一家四口，一餐米饭的量就相当于我家一天的饭量。他家的儿子、女儿从小都是端着一个大大的碗，装着满满的一碗饭。我每次看到他们的饭量都很吃惊。

十几年过去了，他们一家人一直健健康康，姐弟俩从小就很少生病，吃啥都香。如今，他们一个读大三，一个已参加工作，两个人都身材匀称、性情温和，极少生病。

而我在学习中医之后，观察了好多家庭的饮食习惯以及家庭成员的身体状况，看到了真正做到以主食为主的好处，明白了古人的智慧确实不虚。在调理身体的过程中，我也尽量改正自己只爱吃菜的习惯，以主食为主，再辅以其他食物。

大米是一种非常棒的主食

大米作为五谷之首，确实有"王者之风"，有着傲视群雄的资格。大米是稻谷经脱壳处理而成的，它的营养十分丰富，碳水化合物占 75% 左右，蛋白质占 7% ~ 8%，脂肪占 1.3% ~ 1.8%，并含有丰富的 B 族维生素等。

此外，大米所含的淀粉和糖的结构非常简单，能够被人体快速分解，可在短时间内为身体提供大量的能量。大米是补充营养素的基础食物，能刺激胃液分泌，有助于消化。

我们日常所吃的大米是非常棒的一种主食。中医认为大米味甘性平，具有补中益气、健脾养胃、益精强志、和五脏、通血脉、聪耳明目、止烦、止渴、止泻的功效，将它作为五谷之首。

健脾高手——猪油炒饭

我喜欢各式各样的大米制品，如米粉、米糕、米粥（白粥、蔬菜粥、药膳粥）、米饭（荷叶饭、竹筒饭、煲仔饭、盖浇饭，还有各式炒饭）。就主食来说，好吃不过大米饭，米饭好吃不过炒饭，炒饭好吃不过猪油炒饭。

猪油在古代叫脂膏，李时珍说"凡凝者为肪为脂，释者为膏为油，腊月炼净收用"，是自古以来中国人最常食用的油脂。

猪油可以补五脏的虚，尤其是对脾胃和肺。它可使脾胃强健，帮助消化，促进食欲。猪油的润肺效果也很好，中医认为肺主皮毛，人体皮肤、毛发的生长都靠肺滋养。猪油能补益肺阴，因此经常食用猪油能使人皮肤光滑细腻，有弹性，头发亮丽。上好的猪油颜色洁白温润，有玉一般的质感，舀上几勺放在食材中，吃起来有动物油脂的浓郁香味，润滑醇厚。

对于还不能吃米饭的宝宝，可以在熬米粥时放一点点猪油。米粥具有补脾、和胃、清肺的功能，病好后喝几天米粥，也是养护脾胃的好方法。猪油米粥还可以作为患湿疹宝宝的食疗方，给孩子吃上几天，好多妈妈反馈效果不错。

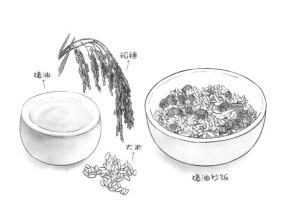

材料

猪油……………………………… 适量
放凉的蒸米饭……………………适量
盐………………………………适量
胡萝卜……………………………适量
酱油………………………………适量

做法

1. 胡萝卜洗净后切丁。
2. 猪油下锅，放入胡萝卜丁翻炒，胡萝卜丁稍稍变色后放入米饭翻炒。
3. 放适量的盐和酱油，把饭炒至颗粒分明即可。

灵活运用

可把胡萝卜换成其他的食材，如葱花、豆角、豌豆、鸡蛋、碎肉。

对于脾胃稍差的孩子，炒饭可以用蒸得绵软的米饭，不要炒太久，或者直接用猪油拌饭。猪油的香配上大米的甘甜是绝佳的风味搭配，吃进去会让脾胃也感觉很舒服。再配上一碗番茄蛋汤或者什锦蔬菜汤，就是心满意足的一餐了。

促消化又很温和的粥方——山楂红枣粥

作为一位学中医的家长，我经常思考的一个问题就是怎么样能让孩子吃得好、吃得香，并且运化得好，在运化不好的时候该给予什么样的帮助。

这次，我想和大家聊聊中医经常给小儿使用的一味消食的中药，也是一种水果——山楂。

我的中医老师常对我说，学东西前都要先正名。每一味中药，都有其

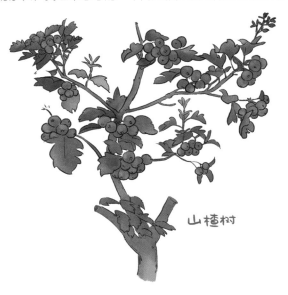

山楂树

来源。中药山楂，是秋季山楂果实成熟时，将其采摘、切片、晒干而成。将山楂除去杂质和脱落的核，叫作净山楂；将净山楂炒至颜色变深，叫作炒山楂；将净山楂炒至表面呈焦褐色、内部呈黄褐色，叫作焦山楂。

山楂经过炮制后，变身为净山楂、炒山楂、焦山楂。它们很相似，但功效侧重点有所不同。生山楂能消食、能化瘀，焦山楂则消食导滞作用增强，

用于肉食积滞，泻痢不爽。也就是说，生山楂的力量强大些，消食和化瘀都可用，炒山楂和焦山楂，则多用于消食方面。

由此可见，炒过和炒焦了之后，山楂变得温和了，特别适合给孩子们消食导滞。

但山楂在行使消食作用时，对肠胃是有刺激的。新鲜山楂含有大量的有机酸，如果空腹食用，可能会引起胃酸猛增，对胃黏膜造成刺激，使胃胀满、反酸。空腹时食用山楂，会增强饥饿感并引起胃痛。所以，空腹的时候以及脾胃功能弱的人，最好不要吃新鲜的山楂。

对于孩子来说，想用山楂来助消化，最推荐的是山楂红枣粥。用红枣的甘温和大米的甘淡，来中和山楂的酸，适合给孩子开胃。这道粥里，有红枣的香甜、山楂的酸甜，再加上大米粥补津液的功效，适合大部分人日常食用。

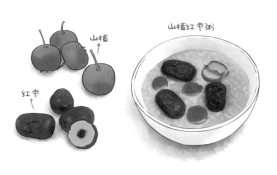

山楂

红枣

山楂红枣粥

材料

新鲜山楂或干山楂⋯⋯⋯5 颗
红枣（中等大小）⋯⋯⋯15 颗
大米⋯⋯⋯⋯⋯⋯⋯⋯⋯适量

做法

1. 新鲜山楂洗净后去核（如果是干山楂，则在水里浸泡半小时），红枣去核。
2. 山楂和红枣、大米一起放入锅里，放适量的水，熬成粥即可。

灵活运用

可加入适量的白糖或者红糖。

从早餐开始，学会好好吃饭

早晨起来，身体经过了睡眠的修复，阳气初升，要是有一份美味的早餐来养护脾胃就再好不过了。

有一部专讲早餐的纪录片叫《早餐中国》，每集用 5 分钟介绍一款当地特色早餐。老板和食客都很真实，充满了人间烟火气息，就像在我们身边每天早上发生的自然而然的事情。对纪录片中提到的早餐的不完全记录如下。

面类：天津锅巴菜、常州麻糕、陕西麻花油茶、兰州牛肉面、武汉热干面

包子类：南京蟹黄包、杭州生煎包、福建福安水煎包、罗源手工大肉包

米类：湖南长沙米粉、云南昆明小锅米线、温州糯米饭、贵州凯里酸汤粉、广东潮汕粿汁、湖南长沙烧卖、广东顺德生滚粥、肠粉

其他类：北京豆汁面茶、贵州羊瘪汤、乌鲁木齐奶茶、吉林延边酱汤

这些早餐铺大多开了十几年，每天到店的食客络绎不绝，其中很多食客是从小吃到大，每过几天总要吃上那么一口才肯罢休。我从中医的角度总结归纳了这部纪录片里传统早餐的特点，以便让大家参考。

选择早餐，要以主食为主

什么是主食？简单来说，主食是生化气血所必需的食物，是身体只需消耗最少能量去消化而又能吸收最多能量的食物。千百年来，我们都以五谷为主食。

现在很多人的饮食以蔬菜、肉类、水果为主。他们把蔬菜、肉类、水果作为最有营养价值的食物，一提到减肥就说要少吃淀粉类的食物。

但为什么全国各地的经典早餐都以大米和面粉为主，或是以其他的谷类（如小米）为主呢？先辈们变着花样把主食做成各种美食，是因为早餐要提供给人体足够的气血能量和营养，以满足上午的活动所需。中国人的胃还是要中国的早餐来填饱，中医能运用于日常生活之中，当然也包括早餐。

温热的早餐，更能呵护孩子的消化系统

那些受欢迎的包子、面条、汤粥均是刚做好的、热乎乎的。没有一家传承多年的传统早餐店用的是生冷的食物，如水果或冷饮。

早晨，身体阳气初升，对脾胃来说，温热的食物比冷的、硬的食物好得多。身体把冰水加热到常温会消耗很多气血能量。孩子的消化功能在完善之中，温热的早餐更能呵护他们娇嫩的消化系统。

取材新鲜和制作用心，让早餐更好吃

老字号早餐店的早餐好吃的诀窍之一就是食材新鲜。老板通常是当天凌晨或前一天采买新鲜原料，精心熬煮，卖完就收摊。

刚采摘的瓜果蔬菜与放置较久或者冰箱冷藏之后的相比，口感是不一样的。新鲜的食材里所含的"气"足，"气"足的食材能让食用的人得到相对更多的能量。从现代营养学的角度来看，新鲜食物的营养流失更少。例如，新鲜的瓜果蔬菜的叶酸含量高，多放置一天，叶酸含量就降低很多。传统早餐店的配料或者酱料也多是现制的，取材也是新鲜的，很少用陈旧的或者人工添加的原料。

街边的早餐那么多，为什么有的就可以让人念念不忘？早餐之间的差别很大程度还归因于做早餐的人。

那些火爆多年的早餐店店主可以十几年如一日地用心制作，每天对于食材、火候，甚至最简单的酱料都花费很多功夫去琢磨和改进。他们是对自己的早餐店和自己做出的美食有着最平实的热爱的一群人。

对于相同的食材，不同的人做出的味道是不同的。对食材和调味保持用心和觉知，这是美味背后最重要的"佐料"。

看到这些早餐店，我们大概也就知道在家给孩子准备早餐时该怎么做了。

最适合孩子的 3 种养胃早餐

◎ 粥类

粥类大概是我们养育孩子时最常用的食物了，属于绵软易消化类食物的首选，能给孩子快速补充津液和体力。

粥类包括大米粥、小米粥、杂粮粥（杂粮里建议加大米，口感更好，易于消化），还有各类药膳粥，如山药粥、红枣粥、山楂粥等，以及各类蔬菜粥，这些粥还可以在煮好之后按需加入鸡蛋、肉片，或者直接熬排骨粥。

如果孩子正在生病，建议还是以纯粹的大米粥或小米粥为主，暂停添加蛋类和肉类。待孩子的病症消除后，再按照反馈式喂养的方法来逐渐添加。

◎ 馒头、包子类

面粉经过发酵做成的食物也属于易消化的种类。我们可以为孩子准备各式各样的包子。具体的做法，网上非常多。我不会揉面和发酵，所以总是使用"懒人方法"——用面包机来揉面、发面。当然，自己揉面、发面是最好的。如果住处周围有好的包子铺，直接购买也是不错的选择。

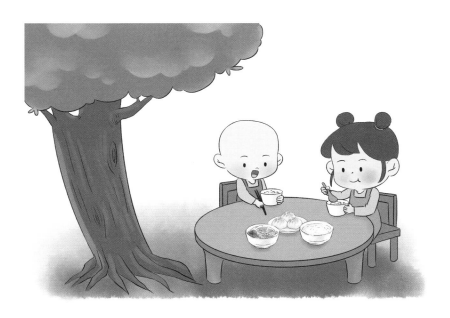

◎ **汤粉、面类**

汤底建议清淡，少油、少盐，如果使用酱料，也要以新鲜食材为原料，少用有食品添加剂的成品酱料。拌粉或拌面时，注意减少油和盐的用量。孩子的口感更为敏感，不要过度刺激味蕾。

当然，还有非常多的早餐种类可供选择。我们关注的重点依旧是孩子能否消化吸收，而不是停留在吃某种食物会对身体好的观念里面。

除了准备以五谷为主的早餐之外，我们还可以尽量早一点起床，用心做早饭。这样的食物中含有满满的心意，吃的人也能感受得到。主食为主、热乎的、取材新鲜、用心制作的就是给孩子最好的早餐。

一顿好的早餐能使人一整天都充满活力。早点起床，给自己和孩子做顿美好的早餐吧。

吃早餐没胃口，是胃气还没升发起来

家长们总会特别在意孩子的胃口，看到孩子大口大口吃饭就会露出欣慰、满意的笑容，我当然也是这样。

但对于吃的观察，其实不光是看吃得多不多，吃得快还是慢。这次我想讨论的一种情况是孩子中午和晚上的胃口都挺好的，吃得不少，但每天早上起来却没胃口，吃不下东西。

一般来说，经过一晚上的休息，孩子如果表现出想吃的样子，吃起来兴致也高，这是正常的状态。而吃不下早餐是一种不太正常的状态，如果午餐、晚餐及睡眠、大便等情况均无异常，那么这种情况则属于亚健康的状态，而不是病态。

经过一夜的睡眠，脾胃得到了充分的休息，早上阳气升发得好，就有好胃口。这就好比手机的电量已满，各种程序的运行都很正常。如果手机电量不足，打开耗电量大的程序，如视频或者游戏，电量会迅速减少，用不了多久可能就会关机。

如果身体的"电量"没充满，早晨阳气的升发就会困难些、缓慢些。表现出来就是虽然起床了，但精气神还不太足，身体的肌肉、神经、血管都还处于收缩状态，脾胃也没被完全唤醒，所以就没胃口，吃不下。等经过一个上午的活动，四肢活动开了，阳气恢复了，胃口也就恢复了。

◎ "得胃气则生，失胃气则亡"

胃口跟脾胃有关，它还有个更确切的称谓，叫作胃气。胃气在中医里泛指以胃肠为主的消化功能，包括脾胃的受纳、腐熟和运化水谷的机能，也泛指人体的精气。《脾胃论》记载："胃气者，谷气也，荣气也，运气也，生气也，清气也，卫气也，阳气也。"人体的气血都是从消化和吸收水谷的能量而来。中医历来都非常重视胃气，"得胃气则生，失胃气则亡"，以胃气的存亡来预测人体正气的盛衰。

早上没胃口，其实就是胃气不足的表现，但又没到很不足的状态。这就好比手机剩下 50% 的电量，还能用一段时间，程序也基本能运行。

但如果胃气再不足，到午餐、晚餐时，胃口也会不好。胃气衰弱下去，日子久了，肠胃会不舒服，孩子怎么吃都不长肉，也不结实，或者大便总是稀或者过硬，皮肤也越来越粗糙，摸起来有颗粒感。孩子总是清喉咙、隐隐感觉有痰，或者经常感冒，小病不断。这些都是孩子伤了胃气容易出现的情况。

做到这 5 点，孩子的胃口会越来越好

对于胃气的调理和保护，要从饮食入手。从早餐开始，就得顾护孩子的胃气，可以从以下五点做起。

◎ 一、早餐尽量选择温热的食物

粥、面条、热麦片、热豆浆，再搭配蔬菜、包子等，都是很好的早餐食物。不宜选择高蛋白、冰冷、偏寒湿的食物。

早晨起床后身体处在收缩状态，没胃口说明身体"电量"不足，这时再吃难消化的冰冷食物会使身体各个系统更加收缩，血液循环更加不顺畅，"电量"消耗得更加迅速。这时可以考虑食疗，推荐一些粥类：山药红枣粥、芝麻粥、山楂小米粥等。

◎ 二、让孩子早上起来稍微活动一下，不要急着吃早餐

孩子可以做些轻松的游戏、玩玩具、到外面散散步等。脾主四肢，四肢活动开了，脾气上升，胃口也就能恢复。同时，还要遵循不饿不喂的原则，孩子没胃口吃不下，那就不能强求，强喂会伤胃气。

◎ 三、晚餐不要吃得过饱，食物要容易消化，不要吃夜宵

如果前一天消耗了太多"电量"，脾胃第二天还没恢复过来，就又要进行运作，那就只能是低"电量"的运行状态。

◎ 四、要保证孩子有充足的睡眠，让孩子早点入睡

孩子如果没睡够，也有可能出现胃气不足的情况，身体"充电"时间不够，"电量"就充不满。

◎ 五、早上起来可以跟孩子互动，做一些轻柔的按摩

可以给孩子轻轻地揉揉手脚、揉揉肚子，帮助其身体的阳气升发。简单而轻柔的抚触就可以。如果想具体按揉穴位，那么可以按揉足三里、中脘、板门。不必在意时间长短，按揉一两分钟也行，只是起到一个辅助的作用。

以上的建议在孩子胃口不佳的时候均可以使用。家长多观察，孩子少生病。在孩子胃气问题的苗头出现时，我们就要积极地进行调整，让孩子及时地"充电"，而不是继续无限制地消耗"电量"。如果在家护理一段时间，孩子胃口仍旧没有好转，整天不想吃饭，应及时找医生诊治。中医在顾护孩子脾胃方面有着强大的优势，在调理的同时，孩子的胃口会越来越好。

顾护胃气是中医治病的一条重要原则，"凡欲治病者，必须常顾胃气"。特别是孩子脾胃娇嫩，更要尽量避免用有损胃气的药物。

最后，祝愿孩子们都能好好地吃饭，家长们都能轻轻松松地带娃。

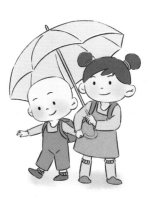

第三章

生小病了，用食疗
帮助身体恢复正常状态

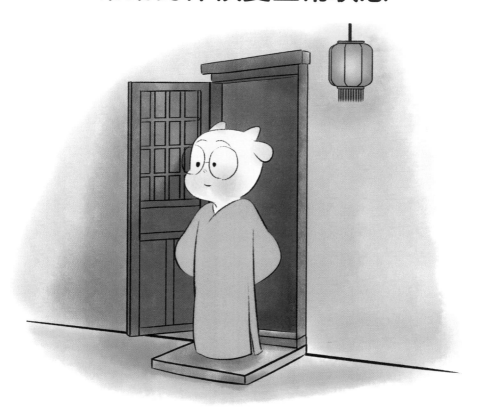

寒热感冒，各有应对

受寒感冒，就用紫苏祛寒

"家里种一盆，药钱省一半"，说的就是紫苏，它能解毒、祛寒、防感冒，功能强大。

紫苏的药用价值确实很大。紫苏全身是宝，叶、子、梗都能入药。这美丽植物的脾性我也很喜欢，因为它适应力强。它在路边就能长得枝繁叶茂，家中盆栽也能长得极好。

我们生活中常用的是紫苏叶，它性味辛温，能解表散寒、行气和胃，可

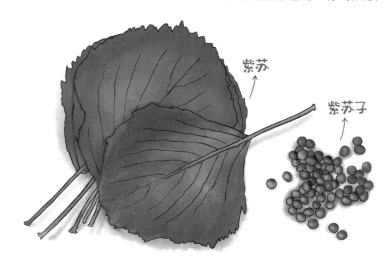

紫苏

紫苏子

用于风寒感冒、咳嗽呕吐、鱼蟹中毒。

家里有鲜紫苏叶就用鲜品，没有的话，可以去药店购买。买的时候，搓一搓叶子，揉碎，如果能闻到浓郁的辛香气，说明叶子新鲜、质量好。

◎ 如果是受寒感冒，可以泡紫苏红糖水

做法是把紫苏和红糖加水混合，放在保温杯里焖上 5~10 分钟即可。紫苏红糖水能散表寒，发汗力较强。如果家里种了紫苏，孩子受寒感冒的时候，还可以直接摘一把紫苏熬水，给孩子泡澡。

◎ 如果是受寒感冒加咳嗽，可以煮紫苏陈皮水

做法是取 5 克紫苏、5 克陈皮，加水煮 5 分钟。

◎ 紫苏还可以入菜

广东人做鱼汤或海鲜菜时，会加些紫苏进去，可以去除海鲜的阴寒。

也可以直接凉拌着吃，做法是取新鲜紫苏叶洗净，入沸水锅内煮透，捞出挤干切段，加姜末、盐、香油、醋拌匀即可。夏季天气炎热潮湿，人很容易感到胃脘胀闷不适，凉拌紫苏叶具有和胃消胀的功效。

寒热夹杂型感冒，来碗鬼针草红薯糖水：祛外寒、解里热

感冒是很常见的一种病症，如果是用中医正治，你会发现虽然感冒了很难受，会流鼻涕、喉咙痛、背痛、头痛等，但感冒好了之后身体会更轻盈，睡眠更沉稳，味觉也更好，吃什么都感觉更香甜。原来感冒是在帮助身体回到正常的状态。

中医正治也有很多不同方法，暖经络、暖背、暖胃、喝汤药、泡脚、刮痧、拔罐等都是中医治感冒的方法。这些方法，对于单纯受寒、只是身体怕

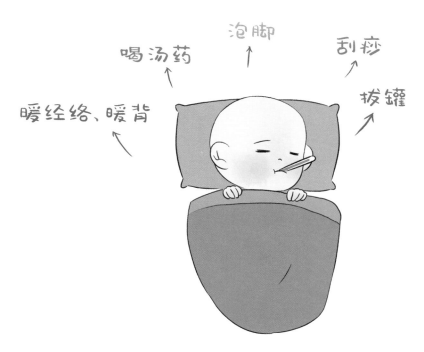

喝汤药 泡脚 刮痧 拔罐 暖经络、暖背

冷而没有发热的感冒还是很有用的。

但我们实际上患的感冒经常都不是单纯的受寒感冒，而是寒热夹杂类型的感冒，除了典型的受寒症状——流鼻涕、打喷嚏、头晕、头疼等，还会伴有热症出现，如流黄稠鼻涕、咽喉红肿热痛、嘴唇红、小便黄、咳嗽痰黏、痰黄、舌尖红点多、大便干硬等。

孩子发生寒热夹杂类型的感冒时还容易发热。在家里护理的时候，我们可能很难判断是寒多还是热多，用药也比较困难。

这时可以试试针对这种类型感冒的食疗——鬼针草红薯糖水。它喝起来香香甜甜的，没什么药味，还有香软的红薯，大多数孩子都爱吃。

鬼针草是一种常用来治感冒的草药，它味苦，性微寒，能祛风除湿、清热解毒，主治上呼吸道感染、咽喉肿痛、胃肠炎。

鬼针草属菊科一年生草本植物，全草入药，采摘的最好时节是夏秋开花盛期，收割其地上部分，鲜品或干品都可以用。我习惯用的是干鬼针草，新鲜的鬼针草有腥味，孩子不太喜欢。

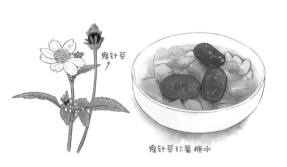

鬼针草红薯糖水

鬼针草···鲜品 30 克或干品 10 克
红薯······················250 克
红枣····················· 50 克
生姜······················ 2 片
红糖······················适量

做法

1. 全部食材洗净后放入水中，大火煮开。
2. 转小火煮 20 分钟，待红薯绵软之后放入红糖。

做糖水用的红薯最好挑选绵密、甜度高的。红薯具有补虚乏、益气力、健脾胃、强肾阳的功效，非常适合在感冒的时候食用。生姜辛温，解表散寒，温中止呕，如果是大人食用，则生姜可以放多些，在这里只用 2 片是考虑到孩子不喜辣味。红枣和红糖都是甘温的，能提供充足的能量，加强中焦的运转。

这些温性食材加上清热、解毒、祛风的鬼针草就是祛外寒、解里热的好汤药了。

◎ 何为上焦、中焦、下焦？

这里先简单说说上焦、中焦、下焦，这三焦是指人体上、中、下部位的划分。上焦包括心、肺、头、面部等；中焦包括脾、胃、肝、胆等，是消化系统的所在地；下焦包括肾、小肠、大肠、膀胱等。

感冒的原因除了外受风邪，还跟身体的能量状态有很大的关系。例如，平常中焦弱的人一感冒就容易喉咙痛、没胃口；而平常下焦弱的人一感冒可能会腰酸背痛，而且病程长，很难完全好。

鬼针草红薯糖水属于温和食疗，平常中焦或下焦弱的人感冒时喝它，能快速地加强中焦的能量，而中焦运转有力之后感冒也会好得快一些。

另外，如果感冒时清白鼻涕多，那么可能受寒较多，可以在糖水里加些紫苏，如果伴有咳嗽，可以加点陈皮。让我们充分利用身边的草药和食材来治疗感冒吧。

各种咳嗽，全都有招

清肺止咳，就用橄榄

橄榄树跟龙眼树一样，是南方常见的树，乡下人家的房前屋后或者山上，都可以见到橄榄树。它高耸直立，一年四季都郁郁葱葱。

小时候，我是不太喜欢橄榄的。生橄榄入口一开始是苦涩的，会让人想吐掉。但过了这个苦涩后就会开始回甘，直到口舌生津，满口都是淡淡的甘甜味道。

记忆里对橄榄印象最深的是阿公让我去买橄榄。阿公肺气弱，经常咳嗽，他会用几片猪肉去炖橄榄汤，喝了之后，咳嗽就会好很多。

橄榄甘、酸、平，归肺、胃经，清热解毒，利咽生津，对咽喉肿痛、咳嗽痰黏、烦热口渴都有治疗效果。

生活经常如橄榄的味道一样，先苦而后甜。似乎是不经历那番苦涩的磨难，就不会加倍珍惜磨难过后的幸福。

我知道很多走上中医育儿之路的妈妈们，都有各自的苦恼，有的刚开始接触中医育儿，对发烧或者感冒的处理都还是懵的；有的在跟家人艰难地传递着生病忌口、生病用中医药处理的观念；有的在烦恼家人对中医育儿的不支持和不信任。

这些都没有关系，毕竟我们已经走在了中医育儿的路上，方向是正确的，而一切困难都会过去，如同橄榄一样，苦涩过后的清甜甘味在等着我们。

有关橄榄的食谱，我推荐以下 3 道汤。

◎ 咳嗽伴有咽喉疼痛，喝猪肺橄榄汤

猪肺味甘、微寒，有止咳、补虚、补肺之功效，和橄榄搭配在一起，有独特的味道。猪肺橄榄汤，既好喝，又能化痰、生津、止渴，非常适合孩子咽喉疼痛、咳嗽的时候喝。

材料

生橄榄⋯⋯⋯⋯⋯⋯⋯15~20 颗
猪肺⋯⋯⋯⋯⋯⋯⋯⋯500 克
盐⋯⋯⋯⋯⋯⋯⋯⋯⋯适量
香油⋯⋯⋯⋯⋯⋯⋯⋯适量

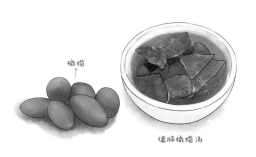

橄榄

猪肺橄榄汤

做法

1. 猪肺洗净后切块，用盐或者面粉揉搓洗净，放入清水中煮，等到水开后就能看到有许多浮沫，转小火，撇掉浮沫。这是为了进一步清洁猪肺。然后将猪肺捞出洗净。
2. 橄榄用刀划出口子，和猪肺一起重新放进清水锅里，水开后小火熬制 1 小时，再放入适量的盐和香油。

◎ 咽喉发炎、有轻咳，喝青橄榄萝卜润喉汤

它能够润喉，对经常性的咽喉发炎很有效。有医师把青橄榄比喻为"青龙"、白萝卜比喻为"白虎"，合二为一就有了这道"青龙白虎汤"，专用于治疗喉炎，加上瘦肉为药引，可以消炎、消滞。青橄榄萝卜润喉汤特别适

合给喉咙经常发红发肿、老是清嗓子、有轻咳的孩子饮用。

青橄榄萝卜润喉汤

材料

橄榄 15~20 颗，白萝卜 250 克，猪瘦肉 100 克，盐、香油适量

做法

1. 橄榄用刀划出口子，白萝卜去皮切块，猪瘦肉切片。

2. 所有食材放进清水锅里煮，水开后小火熬制 1 小时，再放入适量的盐和香油。

◎ **有热症、缺津液，喝青橄榄雪梨润肺汤**

它能够润肺，适合有热症、缺津液的孩子润喉止咳。如果孩子嘴唇发红、舌红、口渴、干咳，可以试试这道汤。

青橄榄雪梨润肺汤

材料

橄榄 15~20 颗，雪梨 250 克，盐适量

做法

1. 橄榄用刀划口子，雪梨（可不去皮）切块。

2. 所有食材放进清水锅里煮，水开后小火熬制 1 小时，放入适量的盐。

把山药搭配好，治久咳、夜咳，还能全面提升体质

每到秋冬季，不少孩子会经常感冒、咳嗽，皮肤容易起屑，手指易长倒刺，嘴唇也易起皮开裂。从津液角度看，孩子出现这些症状是缺津液了。为什么会缺津液呢？这是负责身体水液代谢的脏腑——肺、脾、肾之间的配合发生障碍了。那么，既能把身体所需的津液补回去，又能够照顾到肺、脾、肾这3个脏腑，还是药食同源的应季食材的，就是山药了。

山药是入土很深的根茎类作物，得土气至厚。《神农本草经》将其列为上品，称它"除寒热邪气，补中益气力，长肌肉，久服耳目聪明"。这里的"耳目聪明"，我认为就是指精气充足、头脑清醒、精力充沛。

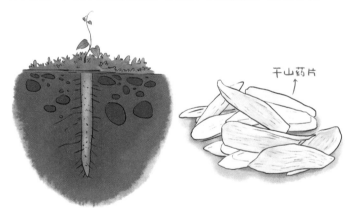

干山药片

如何正确食用山药呢？新鲜山药和干山药的用法差不多，不过这里我推荐的是干山药。干山药可以常年放在家里随用随取，十分方便。而且，干山药吸收了阳光的阳气，食疗效果更好，把它搭配好了，能解决很多种咳嗽，还能帮助提升体质。

◎ 咳嗽的"小尾巴"阶段，喝干山药水

当孩子感冒快好，只剩下几声咳嗽的时候，可以试试用干山药煮水喝，

做法是一小把干山药冷水下锅，煮上 20 分钟。这个水喝上两三天即可，对病尾阶段的咳嗽很有效。这是因为此时的孩子脾胃相对较弱，用干山药水来补补脾，病会好得更快。

体检抽完血或者考完试的孩子，气血消耗比较大，可以煮好干山药水后，加入一些补脾柔肝的麦芽糖，能快速滋补身体。

◎ 用脑多，喝山药核桃水

孩子用脑多的时候，还可以给孩子炖山药核桃水，做法是用 10 克干山药和 2 个核桃，加水同煮 20 分钟。

◎ 偶尔清嗓子，喝党参紫苏山药水

对于感冒后流一点点鼻涕，偶尔清清嗓子，但总是不能完全好的孩子，可以用 10 克党参、10 克干山药、5 克紫苏熬水喝，做法是先把党参和干山药煮 20 分钟，再加入紫苏，一起倒入焖烧杯中焖 10 分钟。

◎ 夜里总咳嗽、白天不太咳，喝山药陈皮水

咳嗽超过两三个星期以上的孩子，如果总是夜里咳嗽，白天不太咳，舌苔厚腻，又没其他症状的话，则可以喝山药陈皮水，做法是取干山药 10 克，先加水熬 20 分钟，再加陈皮泡 5 分钟。

◎ 容易反复积食，喝山楂麦芽山药水

对于平时吃肉多、容易反复积食的孩子，可以用 5 克山楂、5 克炒麦芽、10 克干山药一起煮水喝。

◎ 容易缺津液，喝麦冬云耳山药水

容易缺津液的孩子，以及容易内热的孩子，如舌尖红，大便干硬，则可以用干山药、麦冬、云耳、莲子、百合一起熬水喝。有湿热的孩子可以再配

上薏米和赤小豆，有寒湿的孩子则可以再配点陈皮和茯苓。

◎ 爱反复感冒，常喝山药粥

对于大便偏稀或者前干后软、经常感冒的孩子，可以常用山药熬粥喝。

经过以上食疗后，如果症状没有改善或者本身已经有明显症状，请及时就医。

柚皮糖：止咳化痰的小零食

孩子都爱零食，我家也总是备有零食，比如全麦芽的麦芽糖、手工山楂条、外婆亲自晒的红薯干、陈皮蜜饯、甘草陈皮等。

我对零食的要求有 3 个。

1 取材天然，最好零添加。

2 口感好，孩子易咀嚼吞咽。

3 最好自带功效，比如健脾、化痰、开胃等，还要有营养、易消化。

这次我推荐的自制小零食就能同时满足以上 3 个要求，它就是酸酸甜甜的柚皮糖。

一般我们只吃柚子肉，把柚子皮扔掉了。其实，柚子皮才是柚子真正的宝。这里我就推荐用金黄色的柚子皮来做成柚皮糖。

注意要挑选没有泡过化学药水以及没有打蜡的柚子。没有浸泡过的柚子，陈放、糖化之后，皮才会是软的。

◎ 柚皮糖的制作方法

先切去柚子顶部（凸起来的那一部分），然后在柚身上竖划四下，根据柚子皮的厚度决定划的深度，再剥开柚子皮。去掉柚子皮内白色的部分，只留颜色金黄的表皮部分。

然后把柚子皮切丝，加适量水放锅中煮，略煮一会儿后关火。此时，锅里的水都是黄色的，倒掉水，再重新加水浸泡，浸泡一天一夜，中间换几次水。浸泡完成后，用手攥干柚子皮的水分，这时候尝一下柚子皮，基本没有苦涩味，而会有很清香的味道。

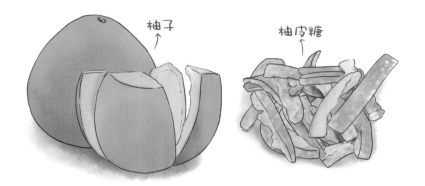

准备好柚子皮后就可以进行下面炒糖的步骤了。

1 锅中放小半碗开水，加入冰糖，开火熬煮，冰糖熔化后熬至冒大泡，将柚子皮放入，用小火慢慢翻炒。柚子皮和糖的比例控制在 2 : 1，也可以根据个人喜好适度增减。

2 直到柚子皮吸收了所有糖液，锅里没有液体即可关火。也可以在煮好之前再加点蜂蜜，口感会更香甜。注意：蜂蜜加一点点即可，如果加多了的话，放凉之后柚子皮就会黏在一起，并且发硬。

3 将其自然风干一天即可干燥（不愿意等的话可以用烤箱开至100℃左右慢慢烘干，或用微波炉开最小火使其干燥），自然风干效果最好。

做成功的柚皮糖不会出现返砂现象，而是保持透明或半透明的浅黄色，甜酸可口，松软芳香。较小的孩子或咀嚼能力弱的孩子在吃之前可以把柚皮糖加热一下，它会更软、更容易嚼烂。

◎ 积食加寒咳的孩子可以把柚皮糖当零食

柚子皮性温，味辛苦甘，能化痰、消食、下气。柚子皮经过浸泡、糖化之后性味温和，适用于寒咳以及积食加寒咳的孩子食用。平时，把柚皮糖当零食吃也是极好的。节假日的时候，孩子容易吃杂、吃多，柚皮糖还能帮助消食，增进食欲。

如果有痰黏、不易咳出的症状，就得先稀释痰液，这时就要用柚子肉。柚子皮性温，柚子肉性寒。用新鲜柚子皮包好柚子肉，在柚子皮上用牙签戳几个孔，放在蒸锅上蒸10分钟。之后可以喝柚子汤、吃柚子肉，味道会有点苦，但是痰会化开，咳出来会很容易。

有一种崩溃叫"孩子刚出院又咳嗽"：病后如何食养

阿玲是我的高中同学，她的儿子因为支气管肺炎住院了几天，出院后还是有点咳嗽，孩子脸上长湿疹，额头长痱子，大便稀软，还发低烧。

阿玲不解地问我为什么孩子出院后又会开始感冒、发烧、咳嗽呢？

其实就是病根还没有治好，身体需要再次排异。咳嗽、流鼻涕、发疹子这些都是身体在向外排出病邪。了解了这一点就不用过于慌张。出院后的调理期，要注意以下几点：

1 孩子变得黏人，这很正常。

生病时和生病刚好的一段时间里孩子通常都会特别黏人，还很娇气，比起平时，仿佛闹人的情绪上升了好几个段位。如果孩子闹腾得厉害，夜里睡觉不安稳、易惊，排除身体不适的原因外还可能是精神在医院里受到了干扰。

回到家里就要多抱抱孩子，不要吓唬孩子，帮助孩子找回心神。

2 不想吃饭，大便不好，多是虚寒。

如果孩子在输液多天后不想吃饭，这是身体虚寒的表现。没有胃口也就是没有消化食物的动力和热能，身体处在一个低速运转的状态。

腹泻或者便秘也是胃肠道动力不足的表现。如果有睡眠和情绪不好的状况，也同样是因为脾胃不和而导致睡觉不安稳。

3 这个时候切记要给暖食。

暖食就是温暖的、煮熟的、好消化的食物。有的孩子生病后瘦了一圈，家长会觉得心疼、内疚，然后给孩子吃各种补品、炖各种汤，这个时候孩子其实吸收不了这些营养，营养反而会变成一种负担，所以不要着急恢复正常的饮食，否则会让病程延长。

病后建议喝些健脾胃的粥，推荐以下几款：

大枣山药粥

 材料

山药 30 克，大枣 10 颗，大米 100 克，冰糖适量

做法

将以上材料放入锅里，加适量水，熬成粥即可。

宜忌

适用于脾虚便溏、病后体虚。

痰湿重的人不吃大枣、山药，只喝粥。

莲子芡实粥

材料

莲子（去心）50 克，芡实 50 克，糯米 50 克

做法

将以上材料放入锅里，加适量水，熬成粥即可。

宜忌

适用于脾虚泄泻、遗尿、尿频等。

大便干燥、硬结的人不吃。

砂仁粥

材料

砂仁 3 克，大米 50~75 克

做法

将以上材料放入锅里，加适量水，熬成粥即可。

宜忌

适用于小儿食欲不振、消化不良。

适合胃寒的孩子。

4　出院后怎么判断孩子的病是真要好了？

除了不咳嗽、不发烧之外，重点是要看孩子吃喝拉撒睡的情况，如睡眠是不是安稳，胃口是不是正常，手脚是否温热。脸上青白或黄的气色慢慢退去，脸色慢慢红润才是对的。

脸色青白或者苍白、偏黄，手脚冰凉，都是属于偏阴性的没有好转的状态。还可以观察大便：从黑色、偏软或偏硬的大便往黄色香蕉便的方向转变也是好转的迹象。

5　多晒太阳，多运动。

出院后的调理最应关注的就是如何增强孩子的体质。如果不知道怎么给孩子补身体，那就多运动，多晒太阳，要晒背部，晒上午的太阳。直接用自然界的能量来补身体是最安全的。

温中祛寒，来把艾叶

治腹泻、湿疹、感冒：艾叶的作用有很多

我对艾叶的记忆，从很小的时候就开始了。小时候，我每次呕吐或者拉肚子，我爸妈就会去路边摘些艾叶，把艾叶洗净、揉搓，放进碗里，隔水蒸热，再敷在我的肚脐上，上面盖上一层塑料袋。如果艾叶不热了，就再重新蒸热给我继续热敷。我的身体会因此舒服很多。

艾叶味苦、辛温，能散寒止痛，外用还能祛湿止痒。《本草纲目》记载它能"温中、逐冷、除湿"。所以，肚子不适时用艾叶热敷肚子是一个不错的方法。艾叶属于温性，又能止痛、除湿，因此艾叶热敷不需要辨证寒热。古人还用艾叶做艾绒，再制成艾条，用起来更加方便。

艾叶外用还能祛湿止痒，当孩子有湿疹或皮肤瘙痒时，可以拿一把艾叶熬水泡澡。当孩子受寒感冒时，也可以用艾叶水泡脚。

煮汤、煎蛋、做火锅：艾叶的吃法有很多

药食同源的艾叶性质温和，适合大多数人食用。

在南方，艾草从立春开始就生机勃勃。到了清明节前后，路边、草地上、田野间到处都长着嫩绿的艾叶。带上孩子，出门踏青，可以一边玩一边采艾叶。

而药用艾叶不是在春天采摘的，最佳的采摘时机是在端午节的午时。不知道古人是怎么推算出来的，现代研究发现，端午节午时的艾叶，其中的抗病有效成分和挥发油的含量是最高的。

在很多民俗里，端午节都要在门口悬挂草药，其中也是以艾叶为主，再配上香蒲或者豆叶，以祛瘟避秽。这些传统的习俗里，蕴含着中国悠长的文化传统，蕴含着中医理念。

艾叶的食用方法很多，新鲜嫩绿的艾叶可以煮汤、煎蛋、做火锅，老的艾叶可以煲汤。也可以把艾叶放在蒸锅底层煮水，上面放鸡肉、猪肉，做成艾叶鸡、艾叶肉，吃进去的每一口食物都会有艾叶的清香。

这里我推荐的是嫩艾叶蛋花汤。艾叶有的不苦，有的比较苦。如果是苦艾叶，就先用盐揉搓出汁水，再用水洗，洗完再煮，可以除去大部分的苦味。

材料

嫩艾叶	适量
鸡蛋	适量
香油	适量
盐	适量

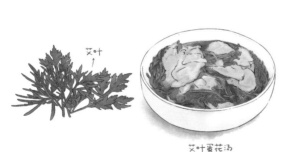

艾叶

艾叶蛋花汤

做法

1. 艾叶洗净，锅中加适量水煮开，放入艾叶。
2. 鸡蛋打散，在鸡蛋液里加少许盐，这样做出的蛋花会更香。
3. 等艾叶稍微变色，把鸡蛋液倒入锅里，再次煮开之后加入适量盐、香油即可。

想祛湿，两道汤

五指毛桃猪龙骨汤：从根上祛湿健脾

湿气是挺让人烦的，身体会被它困住，运转缓慢。体内湿气黏腻，就会阻碍正气的升发运转，也会损伤阳气。

湿气重的表现有很多，比如早上起床很困、懒得动，或者身体感觉很重，特别是小腿肚酸沉；胃口不好，吃一点东西肚子就很胀，或者大便不成形；脸色暗黄，舌苔厚腻，一天到晚不口渴，或者喝了水还是渴，再继续发展就是水肿、湿疹。

湿气起病很隐秘、很迟缓，病程拉得很长，反复发作又难愈。一些孩子的湿疹就是好了又长，反反复复。

其实，湿不是一个单纯的问题，脾主运化水液，湿气的产生、发展都与脾有关。所以，中医讲究健脾祛湿。因此，我推荐的食材是五指毛桃。它的叶子形状像张开的五根手指，叶子和果实上都有细毛，果实长得也有些像毛桃，所以被称为"五指毛桃"。它用来入药的部分不是叶子，也不是果实，而是根茎。它的根茎很长，埋在土里，像经络似的盘根错杂，很柔韧。五指毛桃味甘、微温。它归经很多，归肺经可以益气、固表、祛痰，归脾经可以健脾化湿，归肝经可以行气解郁、舒筋活络。可见，五指毛桃能祛湿的范围很广，从上焦、中焦到下焦均能照顾到。

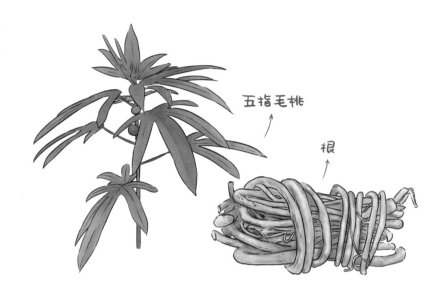

五指毛桃

根

◎五指毛桃能从根本上祛湿

当身体湿气重的时候，脾胃会被困住。单纯祛湿的效果很有限，五指毛桃可以在祛湿的同时补气，把脾气补上来，促进脾胃之气上升，原本不动的水液被运化起来了，就能从根本上达到祛湿健脾的效果。

五指毛桃猪龙骨汤

材料

五指毛桃 100 克，猪龙骨 250 克，盐适量

做法

1. 猪龙骨焯水后捞出备用。

2. 五指毛桃、猪龙骨放入砂锅里，加适量的水，大火煮开后转小火炖煮 1~2 小时，最后放适量盐即可。

五指毛桃常用来煲汤，我一般是用五指毛桃搭配猪龙骨来煲汤。五指毛桃偏温一些，猪龙骨属阴，二者搭配起来就比较平和。猪龙骨是猪的脊背骨，肉瘦，脂肪少，含有大量骨髓，可滋补肾阴、填补精髓，适合骨质疏松的老人，也适合生长发育迅速的孩子食用。

这个汤熬出来带着特别的清香，性味平和，又能呵护肝、脾、胃、肺，一举多得，适合大多数人喝。

祛湿健脾最重要的，还是平日里多顾护脾胃，减轻脾胃负担。"正气内存，邪不可干"，提升正气和抗病能力才是防病的根本。

◎最后再补充一些祛湿小窍门

① 运动出汗。每天坚持适量运动，出汗可以很好地祛湿。

② 艾灸。艾灸三阴交、足三里，可帮助祛湿。

③ 均衡饮食。少吃油腻煎炸食物，避开生冷寒凉食物，让脾胃轻松运转，湿气也就化开了。

④ 保持室内空气流通，衣物干爽。避开外界的湿气也是一个减少体内湿气的办法。

生地土茯苓骨头汤：祛湿热、补津液，夏秋都能喝

在炎热、湿度大的夏季，运动就会出汗，特别是孩子，经常满头大汗。出汗后津液消耗大，我们需要一些汤水来补充。

白开水是首选。我的孩子出门时，不论是去上学还是玩耍，我都会用保温壶装好温开水让孩子带上。

温开水接近人的体温，清淡而平和，有益于人体的消化系统。特别是当孩子运动量大、出汗多的时候，温开水不仅能提供水分以保护脾胃，还能护好心脏。那种对着一大瓶冰饮料"牛饮"的做法容易伤脾胃，心脏也要被迫

加倍工作来维持血液温度。本来运动后心脏负荷就增大，错误的喝水方式再加重心脏负担的话，心脏很容易受到伤害。

中医讲究的喝法是不渴不喝，喝必小口。再渴也要慢慢地小口喝。

除了水，在湿热天气里还有什么适合全家人喝的汤呢？既可以祛湿热，又可以补津液，还适合夏秋喝，我推荐生地土茯苓汤。

◎土茯苓能祛更深层的湿

土茯苓甘淡平和，归肝经、胃经，在利湿的中药排行榜里能排前列。它的特别之处是能祛脾湿、能入络。

从皮肉筋骨的角度而言，身体可以分为最外层的皮（表）、中间层的肉和筋（中）、最里层的骨（里）。有些药材只能在皮表发挥作用，而土茯苓平和的能量可以深入中间的肉和筋的位置，能祛除更深层的一些不容易排出来的湿。所以才说土茯苓能祛脾湿。

湿气在脾的话，人容易腹胀、困倦、没胃口等，这些情况就可以用到土茯苓。

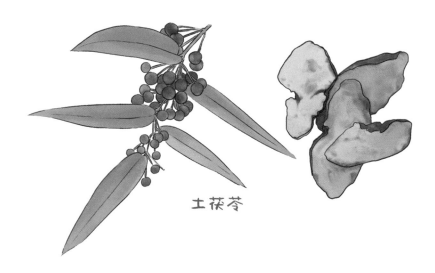

土茯苓

土茯苓是多年生常绿攀援灌木，长在山上，它的枝叶像藤一样到处伸展，而土茯苓就像是人体内的小型除湿机，在身体经络里辛勤地游走，把身体中间的肉和筋位置的水湿垃圾搜出来、排出去。

◎生地清热，是土茯苓的好搭档

再厉害的人也有短板，土茯苓也一样，它的短板就是：只能祛湿，不能清热。此时，就要请出它的搭档——生地。

生地也就是生地黄，性味甘寒，归心、肝、肾经，可以清热凉血、养阴生津。名字里带"地"字的它，就像土地的阴性能量一样，沉稳冷静，偏寒偏凉。生地质地重，就像夏秋阴天的凉雨，是微微降温的寒，而不是冰天雪地的寒，凉雨把整个身体的节奏从热气腾腾的状态拉回来，及时补充津液。

生地搭配土茯苓，就像是下凉雨前吹过清风，先把体内的湿和毒排出，再来场凉雨润一润。然后身体就感觉通透了、滋润了，就安稳下来了。

土茯苓的药用部位是干燥的根茎。用土茯苓搭配生地，熬一大锅的生地土茯苓猪骨汤，从夏天到秋天都可以经常喝。一是可以祛湿补津液，二是可以预防孩子皮肤上生肿毒。

生地土茯苓骨头汤

材料

生地 100 克，土茯苓 100 克，猪骨头 250 克，盐适量

做法

1. 猪骨头焯水后跟生地、土茯苓一起放入砂锅里。

2. 加入适量的水，大火煮开后转小火熬 1~2 小时。

3. 最后放入一点盐即可。

热症明显的孩子，比如平时容易流鼻血、易喉咙疼痛、易口渴、易长

红肿疮疡、易长痘、易便秘、舌尖易红，或者发烧之后缺乏食欲的孩子，都适合在夏秋常喝生地土茯苓骨头汤。

如果是偏虚寒体质的孩子，舌苔和舌质都白乎乎的，那就用土茯苓加五指毛桃煲汤，或者饮用其他偏温性的汤水。

生地土茯苓骨头汤虽然汤色棕黑，但是没有一点中药味，喝起来是生地和土茯苓的天然甜味，孩子大多可以接受。

第二部分

顺应节气，
抓住调整孩子身心的好时机

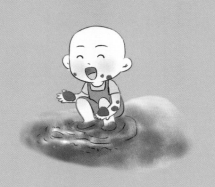

第四章

用春天的生机
帮助孩子长大

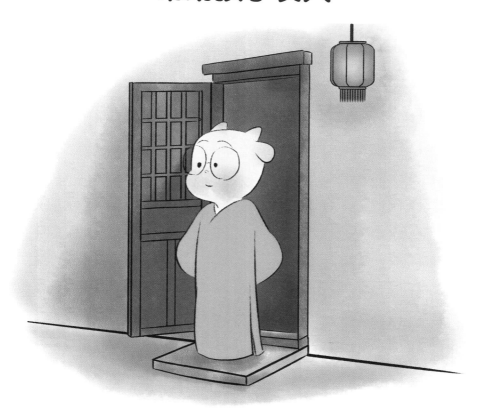

节气是调整孩子身心的好时机

在多年以前，我学会背二十四节气歌时，觉得古人取的节气名称都很有意思。可是除了知道春分、秋分、夏至、冬至之时太阳光照射在哪里，我对于节气理论的具体运用一概不知。后来我学习中医，看了节气养生的文章才明白，节气里蕴藏着丰富的内涵。

古人对于某个时令要做什么事情都安排得非常具体，也很精致。二十四节气蕴含着阴阳消长的原则，背后还有对应的卦象、经络和疾病。

节气是我们调整身心的好时机。中医讲究天人合一的生命节律，即顺时而为，顺势而行。在节气点上进行有针对性的疾病预防和脏腑调理是事半功倍的。

接下来，我会在相应的节气，选用药食同源的"应气"食物，帮助大家始终保持和节气合拍。

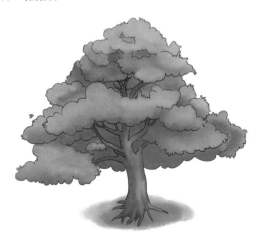

立春:
万物复苏之时，也要小心病毒复苏

立春代表新的四季轮回开始，乃万物起始、一切更生之义。此时，气温还不高，北方大部分地区甚至还是冰天雪地。但已有春天的气息了，空气中散发着淡淡的清新甜味，而不再是秋冬的灰尘味、落叶味。

立春之后，阳气就开始上升了，日照增加，白天渐长，意味着万物闭藏的冬季已过去，开始进入万物复苏的春季，细菌、病毒等病原微生物当然也在万物范围内。由这些病原微生物引发的各种疾病也会增多，如手足口病、皮癣、肺炎、流感等。立春时节的一个养娃重点就是抗病毒。

做好这 2 点，身体正气足，不惧怕病毒

病毒、细菌千千万，疾病也是千千万，我们也总会收到预防不同疾病的各种信息。这些信息令人眼花缭乱，大人也容易被搞得心烦意乱。但其实最有效的方法是提前做好预防，以不变应万变，给孩子罩上"正气防护罩"。

正气是身体的"保安"和"警卫"，是抵抗外界细菌、病毒等外邪的屏障，也就是我们的免疫力。提高免疫力的方法其实很简单，就是保持饮食清淡、早睡饱睡、多多运动、心情愉悦。

还有两个需要强调的地方，看似平常，却是防护的根本。一是让孩子多笑，笑能开启人体免疫系统，增强身体抵抗外邪的能力，笑也能促进肺部扩张，

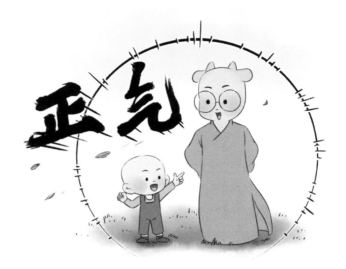

清除呼吸道里的废物，能有效促进消化腺分泌及肠道蠕动。也就是说，愉悦的心情能帮助孩子抵抗病毒、预防感冒和积食。孩子的心情好了，肝气才舒畅，孩子生发之力更足，就能长得更快。

二是正确饮食，孩子身上的很多病都是吃进去的，要坚持反馈式喂养，让孩子吃对、吃好，自然就少生病、身体壮。

绿色菜是春天的"解毒神器"

每个节气都有大自然的馈赠——当季盛产的作物。我们也要尽量多吃当季的新鲜食物。现在物资丰富，我们经常搞不清楚当季出产什么。有个简单的方法来判断：菜市场卖得最多、价格也相对便宜的一般就是当季出产的。

"立春一日，百草回芽"，到了立春时节，各种各样的蔬菜开始发芽，吃绿色蔬菜的季节到了。

立春后，阳气上升，整个冬天人体积聚的毒素都要顺着阳气往外排，同时病毒随着万物复苏也活跃起来。对此，自然也有应对的方法：春天应季的蔬菜大多入肝，能够解毒，还可以帮助身体把郁滞了整个冬天的毒素排出体外。

借助春天的生机，让孩子高速成长

《黄帝内经》记载："春三月，此谓发陈，天地俱生，万物以荣。"这告诉我们，推陈出新，而后生命萌发、万象更新，就是春天。

在中医看来，春天对应五行中的木，颜色为青色。在人体内，与春对应的是肝，肝主升发，有向上生长、疏泄的作用。表现在孩子身体上就是生长发育会变快。我们养育孩子，一定要抓住这一年一次的勃勃生机，借助阳气上升、万物生长的时节，让孩子的身体也进入高速成长期。

立春食谱：生菜粥，让生机萌芽

立春在民间有许多习俗，如吃春饼、吃春盘，里面装的都是适合春天吃的菜。立春食谱里还有一个不可缺少的是生菜粥。

生菜，取其"生"字，蕴涵万物生长之意，在立春时节，很适合全家人一起吃。生菜性甘凉，有清热提神、促进血液循环、清肝利胆及养胃的功效。不论白灼还是爆炒，生菜都十分好吃。生菜脆爽，没有粗纤维，尤其适合孩子。把它做成生菜粥，既能补充津液，又能清肠养胃。

立春是由冬寒向春暖过渡的时节。此时阴寒未尽，天气仍变化较大，还得要"春捂"，不要急着脱掉冬装。"吃了立春饭，一天暖一天"，孩子们将如春生的含义一样，在春天长高长大。

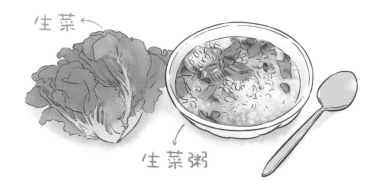

生菜

生菜粥

材料

生菜·······················1 棵
大米·······················适量
胡萝卜（切丝）···············少许

灵活运用

　　可按自己的喜好放入盐。粥的浓稠度也可以随意调整。还可以放入肉片、肉丸、排骨。如果孩子有睡觉翻滚、大便干、湿疹、眼屎多、感冒、咳嗽等情况，建议不加肉类。

做法

1. 将大米煮成粥，同时放点胡萝卜丝一起熬。
2. 将生菜切碎后放入熬好的大米粥中，搅拌，待生菜叶软化变色后即可关火。

雨水：
春雨来临之时，着重养护肝和脾

雨水节气悄然而至。《月令七十二候集解》记载："正月中，天一生水。春始属木，然生木者必水也，故立春后继之雨水。且东风既解冻，则散而为雨矣。"春天来了，有水，有风，而后有雨。

春天里孩子的肝气旺盛，肝的养护要一直持续整个春天。而肝气旺的时候容易伤脾，尤其雨水节气之后，随着降雨的增多，寒湿之邪最易困着脾脏。同时，湿邪难以去除，所以雨水节气前后更应当着重养护肝和脾，饮食上可以多吃应季的蔬菜。

这个应季宝藏食材，护肝、醒脾、防感冒

进入雨水节气后，春风送暖，致病的细菌、病毒易传播。春寒乍暖，人也会容易感冒。此时，既能预防感冒，又能护肝醒脾的食物非蒜苗莫属。蒜苗虽说一年四季都有，但口感最软绵香辣的时候就是在初春。它是初春应季的蔬菜之一，有跟大蒜一样的辣香味道，并且营养价值丰富。

据《本草纲目》记载，蒜苗能祛寒、散肿痛、杀毒气、健脾胃。蒜苗含有辣素，对病原菌和寄生虫都有很强的杀灭作用，具有预防流感、防止伤口感染、治疗感染性疾病和驱虫的功效。

顺应气候和环境来养好身体是节气变化时所要做的。在雨水节气，我们

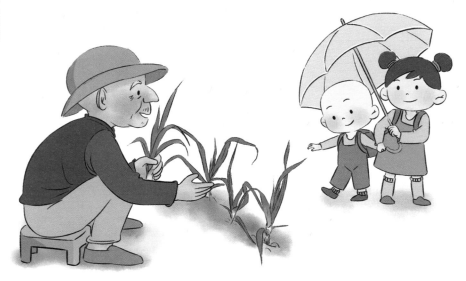

起居仍然要注意"春捂"，下半身可以穿厚实些，上半身穿容易脱的衣服，活动后感到热时可以脱去外衣，而感觉冷时又可以方便地穿上外衣。

饮食上多吃应季的蔬菜。蒜苗是个很好的选择，但是基于很多孩子不喜欢吃蒜及蒜苗，也可以选择其他辛香型的蔬菜，如洋葱、香菜等，这类蔬菜可以促进肝气升发，具有祛寒、杀菌、健脾胃的功效，能有效地预防感冒。

雨水食谱：酸甜蒜苗茎，春季饮食宜少酸多甘

这里我推荐一种做法，叫作酸甜蒜苗茎。春天的饮食应少酸多甘，这道酸甜蒜苗茎正好以甜为主、酸为次。"少吃酸，多吃甘"也是春季的一个饮食要点。之所以要"少酸"是因为酸味入肝经，是补肝的。春天是肝气旺盛的季节，我们要做的不是补肝，而是舒肝。而要"多甘"是因为甘味入脾，

是补脾的，而肝气旺的时候容易伤脾，所以要用甘味补脾。

这道酸甜蒜苗茎酸酸甜甜，带少许辛辣。酸入肝，甘入脾，辛入肺，这道菜既能开胃，也有醒脾护肝的作用，还能加强对肺的调理。用它来蘸饺子、馒头、包子，或者放一些在面条里都可以。

材料

蒜苗（去掉绿叶，只取白色根茎
部分）⋯⋯⋯⋯⋯⋯⋯1把
醋⋯⋯⋯⋯⋯⋯⋯半勺
白糖⋯⋯⋯⋯⋯⋯⋯1勺
盐⋯⋯⋯⋯⋯⋯⋯适量
水⋯⋯⋯⋯⋯⋯⋯半碗

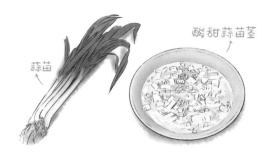

蒜苗

酸甜蒜苗茎

做法

1. 把蒜苗茎洗净，建议最后一遍用开水洗。
2. 将蒜苗茎剁碎，放在碗里备用。第一次做给孩子吃时，建议少用些蒜苗茎，由少到多进行尝试。
3. 在碗里放半勺醋、1勺白糖、适量的盐，再加半碗水，搅匀。
4. 放置半小时以上即可食用。

惊蛰：春雷响万物长，精神要舒展

让我们来了解一下惊蛰。天上的春雷惊醒蛰居的动物，称为"惊蛰"。故惊蛰时，蛰虫惊醒，天气转暖，渐有春雷，中国大部分地区进入春耕季节。

春雷、春雨之后万物的能量状态是跟冬天有明显区别的，耕种过的人会对此有深刻体会。"春雷响，万物长"，我有一年种了一把香菜，虽然广东的冬天气温较高，但它们就是长得慢。这样种着种着就到了春雷响的时节，夜里下了一场大雨，两三天之后香菜就呼啦啦地一蹿很高了，生长速度快了很多。

借惊蛰的力量，生发阳气、舒展身心

这种阳气生发的状态，对于人类来说也是同频同步的。惊蛰时节，人体的肝阳之气渐升，阴血相对不足，对孩子的养育也应顺乎阳气升发、万物始生的特点，让孩子的精神、情志、气血也如春日一样舒展畅达，生机盎然。如果做到早睡早起，散步缓行，在春光中舒展四肢，呼吸新鲜空气，以顺应春阳萌生的自然规律，不但使自己的精神愉悦，而且还能增强体质，提高抗病能力。

这个时候我们可以带上孩子去爬爬山，到郊外踏青。至于北方温度仍较低的地方，不妨再推迟些日子，待气温回升、青草萌芽之后再去踏青也不迟。

惊蛰时节尽管天气转暖，但气温变化比较大，尤其是早、中、晚温差大，既要注意保暖，也要避免出汗。白天的户外气温高，孩子们好动，会流汗。而在阴凉处或者到了晚上，气温低，出了汗的毛孔打开后遇到寒凉又容易导致身体受寒、受风而患上感冒。对此，最好给孩子准备好更换的衣物或者在孩子背后垫上吸汗巾，大量活动后不要马上进入阴凉或者风大的地方。

情绪受到压制，孩子就容易长不高

在情绪上，我们对孩子也要宽容和温柔。春日里，孩子像一棵正在生长的小树苗，充满勃勃生机。这时如果打骂孩子，用负面的能量压制孩子，就类似于从头上浇了一盆凉水，会让小树苗向上生长的势头减缓甚至消失，孩子的情绪甚至身体都有可能会受到影响。

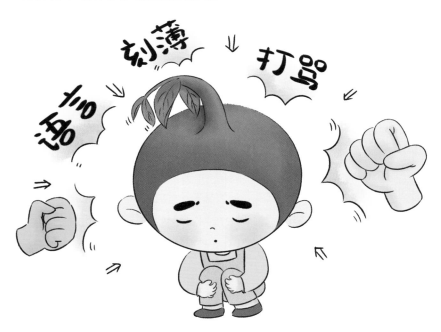

春天阳气始生，万物复苏，气候温暖多风。春之气是舒展畅达的，天人相应，同气相求，人体的肝气也要舒畅，孩子才能借助生发之气向上生长。

有些孩子总是吃得少，也不太长肉，脸色暗黄、发青，老是生病，爱闹腾，舌头也是发暗的，这种极可能是肝郁所致。对于这样的孩子，趁着这个梳理肝气的季节来好好地调理是最好不过了。

惊蛰要吃点生发的东西，大蒜、黑蒜是首选

惊蛰过后万物复苏，同时也是各种病毒和细菌活跃的时节。这个时候乍暖还寒，容易出现流感等呼吸道疾病。此时气候比较干燥，很容易使人口干舌燥、咳嗽。因此，民间有惊蛰吃梨的习俗，生梨性寒味甘，有润肺止咳、滋阴清热的功效。

这里我想给孩子们换个能增强免疫力、预防流感的食物——大蒜。大蒜能行滞气、暖脾胃、强力杀菌，具有排毒清肠、预防感冒的功效。

从饮食方面来看，在惊蛰时节应顺肝之性，助益脾气，令五脏平和。大蒜的辛辣有助于阳气往上、往外升发，很适合在春天食用。北方传统的腊八蒜口味酸辣，可以起到预防流感、防止伤口感染、治疗感染性疾病和驱虫的功效。

但孩子一般都不喜大蒜的口感，所以我推荐的是黑蒜，黑蒜仍有大蒜香，但口感酸甜，炖出来的汤也香甜可口，孩子容易接受。

发酵食物好处多，还容易消化

黑蒜又名黑大蒜、发酵黑蒜、黑蒜头，是把新鲜的生蒜带皮放在高温、高湿的发酵箱里发酵 60~90 天后制成的食品。它对增强免疫力、恢复体力、

保持健康都有积极作用。

从成分来看，与新鲜大蒜相比，黑蒜中糖分和总酸的含量较高，多种 B 族维生素的含量也明显增加。原本大蒜就是蔬菜中维生素 B_1 含量最高的，发酵后的含量则更多。

黑蒜还有很强的抗氧化能力，它清除自由基的能力是新鲜大蒜的 8 倍以上。自由基清除能力事关身体修复，这种能力类似中医说的推动气的运行。

从传统发酵食物的观点来看，它又与豆豉类似，都是由发酵而来的，口感更好。从中药角度来看，它的性味也是往温和、更有利于消化吸收的方向改变。

总之，发酵的好处包括：第一，在发酵过程中，食物会有一定程度的脱水，使有效氨基酸显著增多；第二，在发酵过程中，蛋白质被分解为易吸收的氨基酸，普通的碳水化合物也转变为果糖，提高了营养的吸收效率，要知道，消化和分解食物其实是很需要能量的；第三，发酵过程中，益生菌的含量也会增加。

不知古人是如何发现发酵食物的好处的，我想到这些问题时，总是深深地佩服古人。豆豉、腐乳、泡菜、红米曲、醋、黄酒等中国传统发酵食物，都几乎是好消化的开胃食品。

惊蛰食谱：黑蒜瘦肉汤，助阳气生发又预防流感

黑蒜一般是炖汤喝的，跟瘦猪肉或者猪排骨一起炖汤。炖出来的汤是深褐色的，带有浓郁的香气。炖完的黑蒜，口感软绵，甜里带一点点酸。同时，它还保有蒜的功用，既有助阳气往上、往外升发，又能强力杀菌，预防流感。

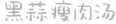

黑蒜瘦肉汤

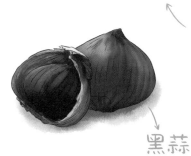

黑蒜

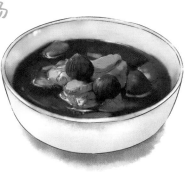

材料

瘦猪肉··················150 克
黑蒜······················5 瓣
盐·························适量

做法

1. 瘦肉切成合适的大小。
2. 把瘦肉焯水后用清水洗净，
   沥干。
3. 准备 1 头黑蒜，掰开，取 5
   瓣左右。跟刚才焯好的瘦肉
   一起放入炖盅，加适量水。
4. 盖好盖子炖 2 小时左右，
   最后放入适量的盐即可。

灵活运用

　　不喜欢大蒜或吃了大蒜会有不适的人勿食用。有益的食材很多，不必局限于某种食物。同样，也不要把增强体质和预防流感的功效完全寄托在某一种食物上，食物并不能取代人本身的作用。

宜忌

　　老少皆宜，特别适合抵抗力差、睡眠不好、消化能力差的人群。

春分：
阴阳平衡，情绪上也要中正平和

春分秋分，昼夜平分。春分的到来意味着春天已过半，这是一年四季中阴阳平衡、昼夜均等、寒温各半的时期。此时，大地阴阳相合，气温逐渐回升，大多数人都能感觉到身体也更加舒适。

妈妈的乐观和气，能让孩子如沐春风、茁壮成长

这个春意正浓、草长莺飞、桃红李白的日子，对我来说是格外不同的，因为我就出生在春分日。我妈在我要生日礼物的时候，总是说今天也是她的受难日，也该送礼物给她。于是两两相抵，最多弄个水煮蛋打发我。

我妈是个神奇的存在，因为爱发号施令，她的朋友们都称她为"池总"（我妈姓池）。我妈怎么神奇呢？我爸养了一群鸡，然后出差几天回家就会发现，在我妈的喂养下，活着的只有最后两只生命力最顽强的。再比如，楼顶上种了青菜，我妈总是积极地去浇菜，菜叶没几天就黄了。

我笑话她的时候，她总是大声地说她毕竟把我和弟弟都养大了。我5岁那年得了肾炎，她带着我去找中医，每周骑着自行车载着我去医院换药。28寸的双杠凤凰牌自行车在泥沙地里飞驰。我坐在妈妈身边，看着路边擦身而过的高大的老树，那种美好的感觉我至今还记着。

为什么要写我妈的故事？我就是想说，妈妈也是可以有情绪的，也是可

以有缺点的，也是会焦虑的，也是会大哭的，更是能活出自己独一无二的样子的。一位乐观和气的妈妈所带着的能量，就如同春天带来的能让万物生长的能量一样，能让自己的孩子如沐春风、茁壮成长。

从春分开始，意味着可以安排踏青了。带上孩子，带上小剪刀，一起去郊区，接收春天的能量吧。春分日，阴阳相合，神、气、形相合，情绪上也要中正平和，多些放松和宽容。

春分食谱：枸杞叶鸡蛋汤，春天里的清肝明目汤

回想起来，我最怀念的一个场景是小时候的一个春天，我得了红眼病，妈妈拿着小篮子和剪刀，牵着我去路边剪野生的枸杞叶。路边的小草很绿，苦楝树也才刚刚长出嫩芽。她一边剪一边说，吃了枸杞叶，眼睛就会好的。

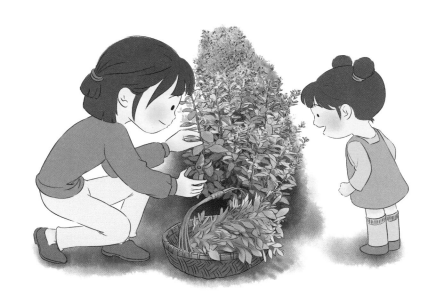

枸杞叶就是枸杞的叶子，能清热止咳、祛风明目。枸杞叶还有两个别称——天精草、地仙苗，意为天上的精灵、地里的仙子，可见它的价值之高。枸杞叶除了食用，也可以外用，煎水清洗眼部，可以治疗眼部的结膜炎或疼痛。

跟大部分的野菜一样，枸杞叶也有清热解毒的功效，能去心肺的热，能解疮消肿。春分时节，大地阳气生发，万物生长，病原微生物——细菌、病毒、衣原体、真菌等也活跃起来。小孩子也易患流感、肺炎、胃肠消化道疾病、皮炎，还易患一种眼病——急性结膜炎，也叫红眼病。眼病与肝气有关，春主肝，春对应的颜色也为青色，青色所含的能量正好就是人体在春天最需要的。

因此，春天是吃青绿色植物的季节。田头地边长满了各种能解毒的野菜，如荠菜、艾叶、马兰头、苜蓿芽、蕨菜等，还有今天推荐的枸杞叶。

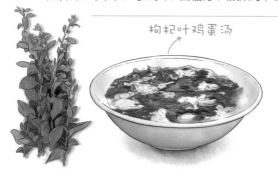

枸杞叶鸡蛋汤

材料

枸杞叶······················1 把
鸡蛋·······················1 个
香油·······················适量
盐·························适量

灵活运用

这是一道药食同源的汤，它能清肝明目、健脾养肝，适合春夏两季经常食用。枸杞叶还可做成枸杞叶瘦肉汤或上汤枸杞叶，也可以爆炒。家有小宝宝的话，把枸杞叶剁碎，做成枸杞叶粥也是不错的。

做法

1. 锅中倒入适量的水，煮开，再放入洗好的枸杞叶，加入搅打好的鸡蛋。
2. 再放入适量的香油、盐，稍稍煮开后即可出锅。

清明：天清地明，养娃也要"清"

清明是节气，也是节日。因可以吃青团的缘故，我从小就喜欢清明节。咬一口青团，满嘴清香，软软糯糯，清清爽爽。

这个时节，大地生气旺盛，气温升高，天清地明，故称清明。清明在冬至后的第 108 天，在古人的观念里，108 是代表完满、吉祥、久远、高深的大数。把清明放在这一天，有很深的含义。清明的得名，不仅缘于万物此时的生长清新明净，也缘于这时的太阳是清新的，流转于这一时期天地之间的阳气也是清新的。

这里我们又可以看到"天人合一"的具体体现。配合着清新的阳气，清明的养娃要点就是一个字：清。

家庭环境要"清"

家里要整洁舒适，一个井然有序的环境很重要，但也要让孩子放开手脚，玩得尽兴。即使孩子在家把玩具扔得到处都是，连站的地方都没有，家长也不要责备，等孩子不玩了的时候让孩子收拾整齐就行。

春天是赏而勿罚的季节，要多给孩子鼓励，这也是一股清新的能量。如果把孩子比作小树苗，那么日常起居的平和宽松的能量就如同阳气，会让小树苗茁壮成长。而吵闹的家庭就像冷气一样，会让小树苗停止生长，甚至枯萎。

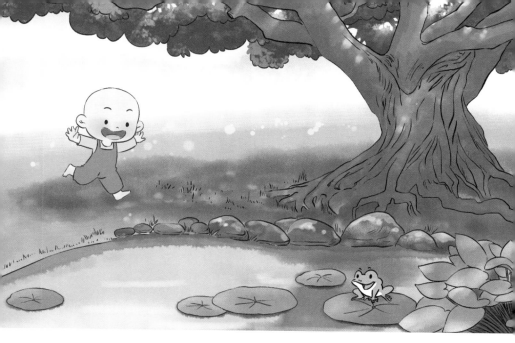

外出活动要"清"

　　春游踏青的时节去看看开满花的树木，去看看刚萌芽的青草，去听听池塘边青蛙的叫声、草丛里昆虫的合奏。在我生活的南方，此时大叶榕鲜嫩的叶子刚长出来，满树都是清新明净，站在树边都能感受到一股清气。

　　大自然的清，不仅是眼睛看到、耳朵听到的，还有呼吸起来清甜的空气，身心感受到的万物的清气，以及蓬勃向上的能量。带孩子一起去感受清明，使身心变得清爽。

饮食要"清"

◎ 味道宜"淡"

　　要少油、少盐、少糖，尽量选取当地新鲜的应季蔬菜瓜果。孩子的口味不同于大人，原味的食物对孩子来说才更加清甜。食物的"清"也更适合清明这段时间身体的"清"。

◎ 分量要"少"

不要吃太多，尤其是晚上不要多吃。特别是已经上幼儿园的孩子，大多下午都吃点心，到晚餐还不太饿，那么可以选择清淡易消化的主食，如粥、馒头等。

◎ 品种要"素"

吃的食物要偏素一些，不要大鱼大肉，很多肉类都是"发物"。"春三月，此谓发陈……生而勿杀"，春季的3个月不是大量吃肉的时候，而是推陈出新、生命萌发的时令。

身体的阳气生发，要把冬天积攒的毒素往外排。因此，很多孩子身上可能会出疹子，容易发烧。有过敏性疾病的孩子，症状容易加重。同时，春天也是病毒、细菌的活跃期，天气多风、温差大，孩子们容易感冒，而流行性腮腺炎、手足口病这些传染性疾病也进入高发期。

饮食的"清"，对这些疾病能够起到很好的预防作用。少肉多素就是要保持身体的"清"，要让病邪排出的通道畅通，就算一时的症状明显些，也会好得很快。

清明食谱：南瓜面线，用素食清理身心

这里我推荐一款符合"清"的条件的南瓜浓汤面线，既营养丰富，又容易消化，口感偏清甜，适合大多数孩子食用。即使是生病期间，只要把其中的蔬菜量再减少些，也是同样适合食用的。

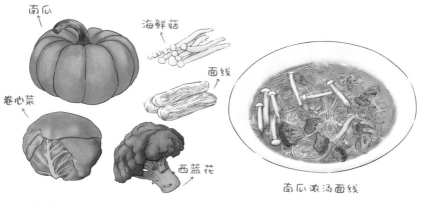

南瓜浓汤面线

材料

卷心菜·················100 克	面线·················240 克
南瓜·················200 克	酱油·················少许
海鲜菇················· 50 克	盐·················适量
西蓝花·················适量	水·················2000 毫升

做法

1. 将海鲜菇洗净，先用干锅煸干水分，再倒入少许植物油，将其翻炒至香，然后加入酱油翻炒一会儿，倒出备用。

2. 南瓜洗净，不去皮，切小块，蒸熟备用。

3. 卷心菜洗净，掰成小块。

4. 在锅里加入 2000 毫升清水，放入南瓜块、卷心菜，一起大火熬煮开，再转中小火煮 20 分钟以上。

5. 西蓝花洗净、切小块，加入锅中同煮一会儿，再加盐搅拌，然后将所有蔬菜捞出（汤底留用），再和海鲜菇一起放进碗里。

6. 将面线在汤里煮熟，也加入碗里，最后加入南瓜汤底即可。

南瓜是初加辅食时深受孩子们喜欢的食物之一，它性温、味甘。甘味入脾胃，补中益气。由于南瓜的温性，如果孩子肚子胀满、长痘疮，就暂时不吃。这种情况下可以把南瓜换成胡萝卜，用胡萝卜炖的清汤来做汤底。

面线是福建省的一种传统面食，在闽南地区很受欢迎，是当地人离不了的健康食材。正宗的面线为纯手工拉成，细如发丝，煮熟后呈透明状，入口绵软，营养丰富，易于消化。

海鲜菇口感细腻，气味芬芳，味道鲜美，也可以替换成其他的菇类。菇类稍偏寒，在锅里翻炒后可以去掉一部分寒气。

西蓝花是维生素 C 和叶酸含量都很高的蔬菜之一，它性凉、味甘。我家孩子小时候吃太多西蓝花会消化不良。因此，平时消化能力弱的孩子，西蓝花适量放一些就行，不能过多。

卷心菜也叫甘蓝，性味甘平，清热止痛。它很适合胃部不适的人食用。如果本地应季菜中没有卷心菜，选择其他的蔬菜也是可以的。

谷雨：雨来了，湿也来了

谷雨是春天最后一个节气，取自"雨生百谷，清净明洁"之意。谷雨前后，天气较暖，降雨量增加。在没有孩子前，我很喜欢雨天的晚上，躺在床上，放一首纯音乐，静静地听着窗外沙沙的雨声。

现在看到下了几天雨，内心只有一个想法：雨多了，湿度大了，孩子的湿气会不会也加重了。夜里雨大了，出现雷声，我还想着会不会吓到孩子。这种心理变化，象征着我进入人生的另一个阶段——为人父母。前阵子有篇文章讲述中年人的学习力，说中年人狠起来什么都学，我颇为认可。我们本就是在孩子引导下学习中医的一群人，家里有个常生病的孩子，也恰好鞭策我们更有耐心和毅力学习中医育儿。

谷雨是养脾祛湿的黄金时间

谷雨的雨水就是我们常说的"春雨贵如油"中的春雨。这个季节的降雨有利于农作物播种生长。谷雨是农民伯伯们松土、播种的时节。在中医里脾属土，谷雨也正是养脾的好时机。想让孩子少生病、多长肉、快长高，就趁着此时的节气，松松身体的"土"，驱赶湿气，播下一颗健康的种子，便可以轻盈地过渡到夏天了。

把脾养好，才能从源头上解决"湿"的问题

脾有多重要？为什么我们老是说要养脾健脾？脾的主要生理功能是主运化，主统摄血液。

◎ 脾主运化

一是运化食物。食物的消化虽然在胃和小肠中进行，但必须有脾这个"指挥官"去推动和激发，将其转化为水谷精微，再经由脾气发挥"快递员"的作用，把水谷精微输送至其他脏器，分别化为精、气、血、津液，内养五脏六腑，外养四肢百骸、皮毛筋肉。

如果脾"懒洋洋的"或者"罢工"，运化功能减弱，也就是中医常说的"脾失健运"，就必然会影响食物的消化以及水谷精微的吸收。也就是说，"指挥官"和"快递员"都不干了，交通瘫痪，包裹送不到了。其他脏腑收不到"包裹"，接收不到足够的能量，也是会发点小火的。而对于堵在路上的"包裹"，身体也要消耗额外的气血去处理它们，就会出现肚子胀满、大便稀软、没有胃口、容易疲倦甚至消瘦等状况。

二是运化水液。脾在中焦的位置，为中央之土。它是水液升降输布的枢纽，负责把中焦、下焦的水之精气输送给位于上焦的肺，使水的精气上行下达，畅通无阻。然后，肺再发挥宣发的作用，滋润皮毛、腠理和头面等。如果脾无法维持水液代谢平衡的状态，那么，水液就会在体内积聚，进而产生水湿痰饮等，甚至水肿，或者出现皮肤干燥脱皮的状况。

◎ 脾主统血

脾能统摄血液，这也是发挥指挥官的作用，它掌管着血液在经脉中的正常运行。"脾，其华在唇"，如果唇色淡白、没有光泽，说明脾统摄血液的功能出现了障碍。也就是说，我们平时观察孩子的唇色就能大概知道脾的状态。

由上可知，脾是真的很重要。脾喜燥厌湿，当身体阳气不足、脾的状态

不好时，其运化水液的功能就会发生障碍，从而导致体内生出水湿痰饮，这些又会反过来把脾困住，使脾气不能上升，形成恶性循环。

以上说的是"湿困脾"的内在原因，除此之外还有外部原因，就是外来的湿邪侵入身体。例如，谷雨至夏天的这段时间，天气多雨，气温升高，这种闷热潮湿的天气就会带来很大的湿气。孩子也容易出现舌苔白厚、食欲减弱的情况。

谷雨食谱：茯苓扁豆大枣汤，温和地赶走寒湿

对此，我推荐一道能温和地祛湿、健脾、养血，而又适合孩子食用的茯苓扁豆大枣汤。这个汤喝起来清清淡淡的，还带一点大枣的香甜。

茯苓味甘、性平、利水渗湿，又能健脾宁心。

白扁豆味甘、微温，能健脾化湿、和中消暑，对治疗脾胃虚弱、食欲不振、大便溏泄特别有效。

大枣味甘、性温，有补中益气、养血安神的功能，是脾胃虚弱、气血不足、倦怠无力等人的食疗佳品。

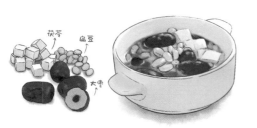

材料

茯苓······10克
白扁豆······10克
大枣（去核取肉）······3个

做法

1. 白扁豆比较干硬，先放入炖盅，倒入一碗水，泡1小时。
2. 将茯苓、大枣放入炖盅。
3. 隔水炖煮1小时即可。

灵活运用

此为小孩一人份，如多人享用加量即可。

如果孩子舌苔白厚、大便稀软或呈水样，可以把白扁豆和大枣炒过再用。

脾气健旺，正气就得到源源不断的滋养

除了食疗，还可以搭配使用艾灸来祛湿健脾。

艾灸的保健穴位推荐三阴交。它的位置在小腿内侧，脚踝骨的最高点往上 3 寸处。这个穴位对脾胃虚弱、消化不良、腹胀肠鸣、腹泻都有疗效。给小孩子艾灸时，灸到穴位周围摸上去微温就可以了。如果不会艾灸，可把双手搓热之后轻轻地用掌心捂住三阴交。

只要脾气健旺，食物、水液就能顺利运化，正气就得到源源不断的滋养，也就可以有效预防各种疾病。就算是生病了，也会恢复得很快。

祛湿健脾最重要的不是食疗，而是日常的养护：早睡，多运动，饮食清淡，少油腻，忌生冷。孩子的生理特点就是"脾常不足"，所以孩子的消化能力会弱些。但随着年龄的增长、脏腑经络的成熟，孩子的运化功能也会完善的。坚持中医正养，孩子的身体一定会越来越好。

春季助长专栏：
多吃些助生发、清淤堵的蔬菜

春天来了，万物开始生长，当然也包括孩子们。那么，春天该给孩子吃哪些助长的食物，帮助孩子更好地成长呢？

先来看看《黄帝内经》的记载："春三月，此谓发陈，天地俱生，万物以荣。夜卧早起，广步于庭，被发缓形，以使志生，生而勿杀，予而勿夺，赏而勿罚，此春气之应，养生之道也。"这里是说春天是推陈出新、生命萌发的季节，大地涌动出一种生发之气。同样，人的气也往上、往外走。气血从内脏、肠胃向四肢、头面、身体末梢奔涌。天地自然都富有生气，万物显得欣欣向荣。此时，人们应该入夜即眠，早些起床，散开头发，解开衣带，使形体舒缓，放宽步子，在庭院中漫步，使精神愉悦，胸怀开畅，保持万物的生机。

人也要顺应天地之气来养生，该生发的时候就要生发。此时，要多吃发芽的东西，刚刚发芽的植物最具有生命力，如艾叶、芽苗菜、春笋、香椿芽、荠菜等。春对应的颜色为青色，青色所含的能量也是人体在春天最需要的。因此，春天就要多吃青绿色的蔬菜。

芽苗菜，正顺应了春天的生发之气

芽苗菜是各种谷类、豆类、树类的种子培育出的可以食用的"芽菜"，它营养丰富，蕴含着旺盛的生命力，被称为"活体蔬菜"。常见的芽苗菜有豆芽、香椿、松柳、豌豆苗、萝卜苗、花生芽等。

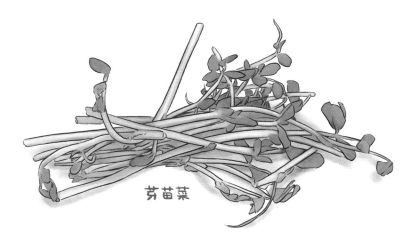

芽苗菜

芽苗菜在发芽的过程中会进行一系列的物质转化，如在水解酶的作用下将高分子贮藏的物质转为可溶性的、人体易吸收的简单物质，因而芽苗菜不但色泽美观，而且口感脆嫩，易消化吸收。

◎ 芽苗菜食谱

凉拌芽苗菜

 材料

芽苗菜、香菜、胡萝卜、青椒、盐、香油、陈醋适量

做法

1. 芽苗菜、香菜洗净后切碎。胡萝卜、青椒洗净后切丝。

2. 芽苗菜、胡萝卜、青椒放入水中焯一下，放凉后加入适量的盐、香油、陈醋，跟香菜碎一起拌匀即可。

清爽菜卷

材料

芽苗菜、胡萝卜、苦瓜、卷心菜、豆腐干适量

做法

1. 选择自己喜欢的芽苗菜，如松柳、黄豆芽、豌豆苗等。将胡萝卜、苦瓜、豆腐干洗净后切丝。卷心菜的菜叶剥开，留取一整片。

2. 芽苗菜、卷心菜的菜叶焯水后放凉。起油锅，将胡萝卜、豆腐干炒香，放凉待用。

3. 用卷心菜的菜叶做卷皮，把食材分为小份后分别卷起来即可。

上汤芽苗菜

材料

玉米、胡萝卜、芽苗菜、小蘑菇、蒜蓉、盐适量

做法

1. 先用玉米、胡萝卜炖汤，制作汤底。芽苗菜洗净后切碎，小蘑菇、胡萝卜洗净后切片，并备适量蒜蓉。

2. 起油锅，爆香蒜蓉，倒入小蘑菇、胡萝卜翻炒，再倒入芽苗菜，放适量盐，翻炒，待芽苗菜变色、变软后加入适量汤底。

3. 将汤底煮开即可。

猪油蒜蓉炒芽苗菜

材料

芽苗菜、蒜、盐适量

做法

1. 芽苗菜洗净备用,蒜剁成蒜蓉备用。

2. 起油锅,用猪油爆香蒜蓉,再倒入芽苗菜翻炒,加盐,炒熟即可出锅。

芽苗菜粥

材料

芽苗菜、蒜适量

做法

1. 芽苗菜洗净后切碎,蒜剁成蒜蓉。

2. 起油锅,爆香蒜蓉,然后加入芽苗菜,翻炒。

3. 将以上食材加入煮好的粥里,再次煮开即可。

宜忌

粥易消化吸收,更加适合孩子食用。

香葱(或韭菜)炒豆芽

材料

香葱(或韭菜)、豆芽、盐、米醋适量

做法

1. 香葱(或韭菜)洗净后切成小段,豆芽洗净后去根。

2. 起油锅,先炒香香葱(或韭菜),再放豆芽,加入适量盐、少量米醋。

3. 快速翻炒均匀即可。

豆芽炒粉条

材料

粉条、豆芽、胡萝卜（可选）、青椒（可选）、葱、蒜、盐、蚝油、生抽适量

做法

1. 粉条提前泡好备用,豆芽洗净。还可以配胡萝卜丝、青椒丝。

2. 葱蒜切片，起油锅，爆香葱蒜。

3. 锅内放入豆芽翻炒，加入粉条，然后加入盐、蚝油、生抽调味，翻炒均匀即可。

春天的艾叶最鲜嫩，生发力也最强

生发能力强大的艾草在立春之后已经迫不及待地长出了嫩绿的叶子。艾叶长到端午时，其成分和功效会进入最佳状态。我们这里说的是春天长出来的鲜嫩艾叶，取其生发之力，特别适合春天食用。

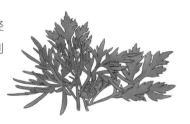

◎ 艾叶食谱

艾叶煎鸡蛋

材料

艾叶、鸡蛋、盐适量

做法

1. 艾叶洗净后切碎，再加入鸡蛋液、盐，一起拌匀。

2. 小火加热油锅，倒入蛋液。

3. 用小火煎熟，这样煎出来的艾叶鸡蛋最嫩滑。

艾叶肉片汤

材料

艾叶、肉片、盐、淀粉、生抽适量

做法

1. 准备一小把艾叶、少许肉片。

2. 用适量盐、淀粉、生抽把肉片腌制一下。

3. 锅中倒入适量水，煮开，然后放入艾叶、肉片，待肉片熟透之后即可。

灵活运用

如果是做给较小的宝宝吃，需要把艾叶切碎。艾叶的气味比较特殊，有些宝宝不喜欢吃，可以换种做法。

艾叶煎饼

材料

艾叶、面粉、盐适量

做法

1. 艾叶洗净后切碎，备用。

2. 取适量面粉，加入适量盐调味，再加水搅成面糊，然后加入切好的艾叶。

3. 在平底锅内刷一薄层油，倒入面糊，小火煎香即可出锅。还可以用孩子喜欢的番茄汁或者香菇酱蘸着吃。

春笋噌噌地往上长，我们吃的就是它生发的能量

　　春耕时期，春雨贵如油，充足的雨量之下，花草树木都焕发出生机，新叶都嫩绿嫩绿的。这个时候，山里的竹笋也冒头了。

　　采竹笋最能切切实实体会到什么叫"势如破竹""破土而出"。有些竹笋刚刚从地底下冒出来，今天还是小笋尖，第二天就已经长高了很多。所以，竹笋是带着"生"的气息的，我们吃的就是它生发的能量。

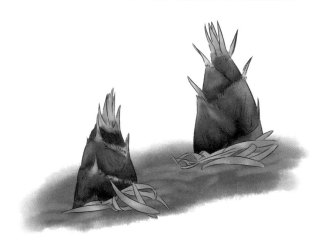

◎ **用烹饪去除竹笋的寒性，让它更适合孩子吃**

　　竹笋长在竹林深处的泥土以下。所以，竹笋是带着寒气的。体质偏寒的人，不宜多吃竹笋，少吃一点尝尝鲜即可。我们还可以通过烹饪等方式去除竹笋的寒性，让竹笋更适合孩子食用。

　　大竹笋切片后在阳光下晒干，做成笋干，这样就去掉了一部分寒气。新鲜竹笋去寒气的方法是先切好，用开水焯过，以去除笋中的草酸，然后加上

生姜片，用生姜的辛辣来中和鲜笋的寒气，然后再继续做成自己想要做的菜。

还可以用明火热油炒竹笋，炒久些，以热火热油去中和竹笋的寒性。同理，如果其他食材偏寒些，我们也可以用热油炒制的办法去除它的寒性。炒制也是中药炮制过程中常用的方法，可以缓和药性，减少刺激，如炒山楂等。

◎ 用竹笋包饺子，孩子最爱的吃法

有关竹笋的做法，我推荐竹笋饺子。在竹笋的各种做法中，我的孩子最爱吃的就是饺子。竹笋饺子清爽香甜，还能跟孩子一起做，从剥竹笋开始，一直到包饺子，能够让孩子全程体会到食物来之不易。

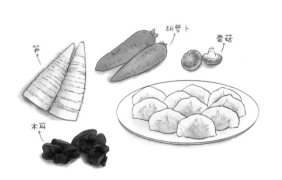

材料

竹笋	250 克
香菇	5 个
木耳	5 个
五花肉	适量
胡萝卜	小半根
生姜	2 片
盐	适量
饺子皮	适量

做法

1. 先将竹笋洗净切片，焯水；再将所有材料切碎备用。
2. 起油锅，先将五花肉在锅里炒香，再放入生姜碎和其他材料一起翻炒，然后放入适量的盐。
3. 炒好的馅料放凉，再用饺子皮包成饺子即可。

灵活运用

如果孩子年龄较小或者消化能力偏弱，可以做成包子，发面的包子更容易消化。

韭菜和葱，辛辣之菜有助生发

　　春天，适合吃一点辛辣的东西，如葱、韭菜、腊八蒜。这有助于增长自己的生发之气，并将营养更好地转化成能量，将能量从体内输送到四肢末梢。

　　韭菜可以做成韭菜粥，还可以做成韭菜饺子、韭菜炒面条、清炒韭菜，这些都是适合孩子食用的。葱的气味辛香，能散寒开窍。做菜的时候加葱，除了唤醒食欲，还能中和寒性食物的阴寒。

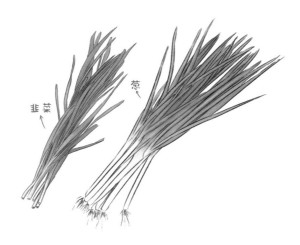

◎ 蕴含古人智慧的葱花煎蛋

　　葱花煎蛋虽然简单，但蕴含着古人的智慧，体现了古人对于食物性味的细致入微的体验、观察。鸡蛋是阴寒属性，对于阳气不足或者是阴寒内盛的人来说，吃了就容易出现腹痛、腹泻，有的还会呕吐。有的人吃煮鸡蛋过敏，但是吃煎鸡蛋就没事，就是因为热火的烹制或热性的佐料中和了鸡蛋的阴寒，有利于人体的吸收。用香椿、韭菜来煎鸡蛋也是同样的道理。

葱花煎蛋

材料

葱、鸡蛋、盐适量

做法

1. 葱洗净后切成葱花，鸡蛋打散。

2. 将葱花放入鸡蛋液中，加少许盐搅匀。

3. 热锅下油，调小火，倒入蛋液，小火煎。

4. 煎好后切开装盘。

用极具阳气的韭菜带走全身的郁滞

冬去春来，大地沉寂了整个冬天之后开始活泼起来了。冬天的时候，我教孩子们感受冬之气，大自然是收、沉、降的。到了春天，我们感受到春之气是散、浮、升的，有生生不息之气在里面。

春天，还应多吃青色的应季蔬菜瓜果。春天日常食用的蔬菜大多入肝，能够解毒，可以帮助身体把郁滞了整个冬天的"垃圾"排出去。

◎ 韭菜是蔬菜界的可口可乐

能够养阳入肝，与春天的生机十分有默契的菜是韭菜。它是绿色的，是向上、向外舒展生长的。它的生命力很顽强，总是生机勃勃的样子。韭菜割完后，下一次会长得更茂盛。

韭菜味辛，性温，它能温中、行气、散滞、导淤。也就是说，如果一个人身上的气机郁滞，那韭菜正好能够解决此问题，说它是蔬菜界的可口可乐也不为过的。

◎ 韭菜生气足，要辨证来吃

韭菜"生气"很足，中医也称之为"发物"，它辛温行散，能把身体的郁滞带出来。特别适合久坐办公室的上班族，以及易闷闷不乐的孩子。春天食用韭菜，借助天地之气，也借助身体的势，让形、气、神都舒展开来。

但是，正因为它辛温，有内热的人要忌食。比如，皮肤长疮、长红疹、长痘痘，眼睛红肿，长麦粒肿，手足心热、口干、舌红，有这些症状的人都暂时不要食用韭菜，以免加重症状。

◎ 孩子们更适合韭菜粥

韭菜易种，少虫害，也不挑环境。这种朴实无华的蔬菜自古以来就是为人所喜爱的。韭菜做法很多，如果是给孩子食用，可以做成韭菜粥。《本草纲目》记载："韭菜粥，温中暖下。"对于刚受风寒的孩子来说，喝上一碗暖暖的韭菜粥，能极好地帮助他们祛寒。

韭菜还有较多的纤维素，可增进胃肠蠕动，促进排便。所以，受了风寒或者平时脾胃虚寒、食欲不佳、便秘的孩子，食用韭菜粥再适合不过了。

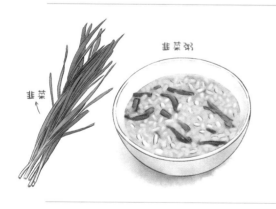

韭菜粥

韭菜

材料

韭 菜……………………1 小把
大 米…………………………适量

做法

1. 大米熬煮成粥。
2. 韭菜洗净剁碎，放入粥里，煮至韭菜变色、变软即可。

春天还要适当吃些土气厚的食物

春天木气旺盛，木克土，土衰受制。而脾胃属土，湿邪易扰脾胃，脾胃不好的人在春天容易出现消化不良、胃脘胀满、恶心呕吐等状况。因此，春天要适当吃些土气厚的食物来养护脾胃。土气就是甘平之气。长在土里而得土之气的食物有山药、百合、土豆、芋头、红薯等。

土豆泥团

材料

土豆、盐适量

做法

1. 土豆洗净后放入蒸锅中蒸至软绵，然后去皮。

2. 用小勺将土豆压成泥，再将其舀成一个个小圆团。

3. 热锅下油后开小火，将小圆团放入锅中，再放少许盐。

4. 轻炒一下即可。

红薯糖水

材料

红薯、生姜、红枣、红糖适量

做法

1. 红薯去皮切片，再准备生姜 1~2 片，红枣 3~5 个，红糖适量。

2. 将上述食材放入锅里，加入清水，炖煮至红薯软绵即可。

宜忌

这个糖水很适合宝宝感冒时喝。

焖芋头

材料

芋头、蒜、香菜、盐适量

做法

1. 芋头去皮切块，准备适量大蒜头。

2. 热锅下油后爆香大蒜头，再放入芋头，加盐，翻炒片刻。

3. 锅中倒入适量水，小火焖至芋头软绵。

4. 根据喜好加点香菜，出锅装盘即可。

清炒山药百合

材料

山药、百合、胡萝卜、芹菜、盐适量

做法

1. 新鲜山药刮去外皮，洗净后切片，将其泡入水中，将山药表面的黏液洗掉。百合剥开洗净。胡萝卜切丝，芹菜切成小段。

2. 热锅下油后放入山药、百合、芹菜、胡萝卜翻炒。

3. 放一点盐，炒至熟透即可。

灵活运用

对于 3 岁以下的宝宝，可煮山药百合粥，以健脾益气。

　　孩子味觉灵敏，食物宜清淡，尽量保持原味。主食以当地谷物为主，配菜量应比主食少。五谷才是养脾胃、生气血的最佳选择。

　　春天"生而勿杀"，是说春天不是杀戮的季节。也就是说，春天是一个不吃肉或者少吃肉的季节，是消化的季节，是把冬天储存下来的营养转化为气血、精神能量的时候。

在春天，我们还要少吃水果，因为水果味酸，酸主收涩，这种"收"与春天的生发之气相逆，会扼杀生机，也不利于孩子们长高。

应时当令的生活是中国人的传统，简单而又自然。让我们感受着蓬勃的生机，愉快地度过春三月吧。

第五章

用夏天的阳气
守护身心

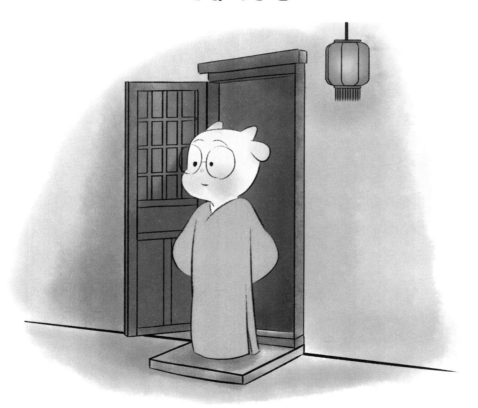

立夏：
万物至此皆长大，进入养阳关键期

据记载，2000多年前的周朝在立夏这天，君王要亲率文武百官到郊外"迎夏"。君王穿着朱红色的礼服，佩戴朱红色玉石，骑朱红色的马，正所谓衣裾飘飘，一片红色，周围青山绿水环绕，场景必然异常壮观。

回到当下，立夏这一天，家人们可以一起到郊外迎接夏天，感受春末夏初的阳气，也是很好的活动。

万物至此皆长大，故名立夏。

立夏养阳，要点是养心

夏天宜养心，中医认为立夏之后要顺应天气的变化，重点关注心脏。心为阳脏，主阳气，为"君主之官"。也就是说，它是人体的主宰，是阳中之阳。夏天是大自然的阳中之阳，因此，心与大自然的夏气相通。心脏的阳气能推动血液循环，维持人的生命活动。心脏的阳热之气不仅维持其本身的生理功能，而且对全身有温养作用，人体的水液代谢、汗液调节等都与心阳的重要作用分不开。

心，在志为喜。意思是说心情喜乐愉悦，对外界产生的是良好的感受，就有益于心的功能正常运行。立夏去郊区游玩，心情自然也会跟着好起来。因此，古人的迎夏活动可不是摆花架子的，春夏养阳的一个要点就是心情的喜乐。

阳气到底是什么？有什么作用？

阳气具有温养组织脏器、维持生理功能和固卫体表等作用，是充盈于周身之气。它跟平时所说的抵抗力、免疫力有些相似，阳气保护着身体不受病邪的侵害。当阳气不足时，人体就会缺乏维持正常运转的动力，各种疾病也随之而来。人就如同失去了保护罩一样，一有风吹草动就容易生病，而且生病持续时间长，不易痊愈，还爱反复。

从立夏开始，孩子一定要午睡

孩子适用的一个养阳方法是午睡。活动了一个上午，人是站着的，气会慢慢地往下。中午时最好让孩子躺下睡午觉，以让气血回收，重新分布于全身。不爱午睡的孩子，平躺着玩也是可以的。

立夏养阳，而不是补阳，说明我们需要的是细心呵护体内的阳气，不过度

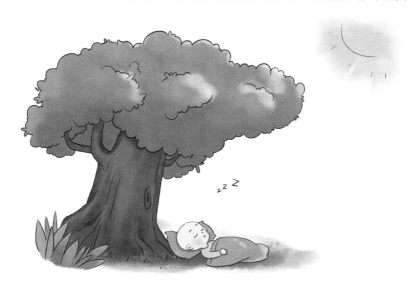

消耗即可，这其实也是另外一个意义上的"补"。立夏养阳养心，借助了天地间的旺盛阳气，带动体内阳气生发，其实也是借助了天力，养阳则事半功倍。

饮食清淡，就是在养阳

阳气来源有二：一为先天性的，来自父母；二为后天性的，主要来自从食物中吸收的水谷精气。夏季养心，从调养的角度说，饮食宜清淡，应以易消化、富含维生素的食物为主，大鱼大肉和油腻辛辣的食物要少吃，平时多吃蔬菜及粗粮。消化和吸收食物也是需要消耗阳气的。吃清淡、易消化的食物，身体不需要消耗太多的阳气就能够运化，这也是养阳的要点。

夏天宜多进稀食

由于夏季炎热，人体出汗多，体内流失的水分就多，阳气布散至体表，身体里面的气血减少，从而导致脾胃消化功能较差，影响食欲。孩子可能会厌食、肚子发胀，所以多进稀食是夏季饮食养生的重要方法。

可以早、晚食粥，午餐时喝汤，这样既能生津止渴、清凉解暑，又能补养身体。有些地方就有立夏吃"七家粥"的风俗，在这一天左邻右舍会互赠豆、米，配上红糖，煮成一锅粥就叫"七家粥"，据说吃了这种粥就会邻里和睦，一心去夏耕夏种。

立夏食谱：杂粮粥，补津液、护阳气

现在物资丰富，曾经的互赠风俗早已淡化，但我们可以自己做"七家粥"——既补津液，又护阳气的杂粮粥（类似八宝粥）。

　　杂粮粥里选用的豆子和米可以根据当地的饮食习惯来搭配，总的原则是米要相对多些。就五谷杂粮来说，五谷比杂粮要更容易消化和吸收，而五谷里又以大米最易消化。在这里我给孩子设计了一份粥单：米选择大米、小米、红米、黑米，豆子选择黄豆、黑豆、红豆。另外，还可以根据孩子的喜好加几颗大枣或者枸杞，熬出一锅色香味俱全的粥。

　　立夏时节，万物繁茂，天气变化剧烈。只要护好阳气，提升免疫力，也就不惧怕病邪。

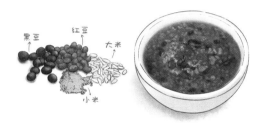

材料

大米	50 克
小米	20 克
红米	10 克
黑米	10 克
黄豆	10 克
黑豆	10 克
红豆	10 克
白糖或红糖	适量

灵活运用

　　如果孩子未到 2 岁或者平时消化不好，建议减少种类，大米或者小米为必选，其他米类和豆子选择一两种即可，既保证营养，又有利于孩子消化和吸收。

做法

1. 按照比例准备材料，洗净后放入砂锅。
2. 砂锅里放入适量的水，煮 1 小时以上，待粥米软绵开花即可。或者放入电压力锅中，用煮粥程序煮。
3. 最后根据需要放入适量的红糖或白糖。

小满：将满未满刚刚好，
正好养养孩子的心神

尤记得小时候，在夏天的黄昏，我和家里的小猫咪一起站在顶楼上眺望远处的景色，呼吸着带点凉爽夏风的清新空气。这样宁静的氛围能让我感觉到大自然蓬勃的生命力和舒展的阳气，我感到很舒适。长大后，我才知道这

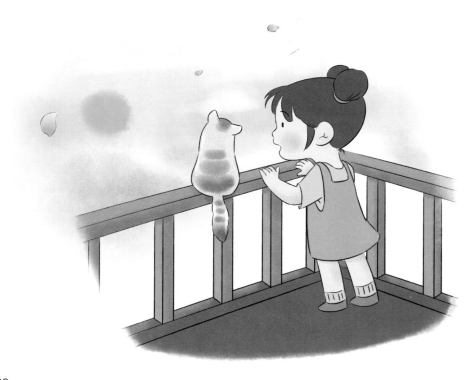

种"心神满足"的时刻就是在养心神。

在夏天的六个节气里，我最喜欢的就是小满。小满的含义是夏熟作物的籽粒开始灌浆、饱满，但还未成熟，只是小满，还未大满。古人不喜大满，而是讲究凡事适度，所以小满是刚刚好的状态。

养心神的一个简单有效的方法：跟心态平和、宽容、有爱心的人在一起

回想起来，让我心神满足的时刻不是考试拿第一，不是获得各种奖项，不是工作升职、加薪，这些虽然也让我满意，但不是让整个心都得到滋养的满足。心神满足的时刻其实是跟孩子一起玩耍，跟至亲一起相处，跟师兄、师姐们一起学习，听自己喜欢的老师讲课……他们的能量通过不同的方式和渠道滋养了我的心。

都说夏天要养阳养心，养心的一个方法就是跟心态平和、宽容、有爱心的人在一起，自己也会平静下来。

神定下来了，身体的气机流转也会顺畅、不受阻碍，脏腑经络的功能自然也会协调。

整个小满节气都推荐姜科植物

都说冬吃萝卜夏吃姜，小满节气中值得推荐的也是姜科植物。为什么小满节气要推荐姜科植物呢？从小满到芒种期间，全国各地都逐渐进入了夏季。小满前后的主要天气特点就是高温、高湿、多雨。此时，人体感觉湿热难耐，却又无法通过水分蒸发来保持热量的平衡，人就容易出现胸闷、心悸、精神不振、全身乏力等一系列不适症状。"湿邪"侵入脾胃，还会引起腹泻、

水肿、食欲不振、恶心等病症。

要想在小满时节免受湿邪的侵袭，从饮食上来说，离不开能祛湿养脾的姜科植物。

小满食谱：砂仁陈皮粥，温暖地祛湿养脾

小满节气，万物繁茂、生长旺盛，人体的生理活动也处于最旺盛的时期，消耗的营养物质（包括津液）为二十四节气中最多的，所以，还应及时地适当补充流失的津液，以使身体的五脏六腑不受损伤。

对于孩子来说，更加适合食用偏温性的祛湿养脾的汤和粥，这样不止祛湿养脾，还能通过汤粥补充津液。

能祛湿养脾的姜科植物，我这次推荐砂仁。砂仁是姜科豆蔻属多年生草本植物，果实可供药用，以广东阳春的品质最佳。将砂仁与陈皮搭配煮粥，非常适合给孩子食用。如果孩子平时脾胃较弱，在这个节气胃口不好，舌质淡，舌苔白而厚腻，大便经常偏软、稀软或者前干后软，有点咳嗽，能听到痰音，就说明阳气稍有不足，湿气阻碍中焦运行，更要喝偏温性的砂仁陈皮粥。

砂仁味辛、性温，有化湿开胃、温脾止泻的功效。《本草汇言》中记载砂仁："温中和气之药也。若上焦之气梗逆而不下，下焦之气抑遏而不上，中焦之气凝聚而不舒，用砂仁治之，奏效最捷。"

砂仁能和中调气、行郁消滞，所以寒湿型的呕吐、泄泻、咳嗽都可以用它。再搭配味苦、辛温的陈皮就是强强联合了。

这道砂仁陈皮粥取的是芳香类药材砂仁和陈皮的气，以温脾胃、透湿气，所以熬煮时间不宜过长，10分钟即可。食谱里给出的是小孩子的量，如果大人也喝，把原料按比例增加即可。食疗要辨证来用，效果才会更好。如果孩子的症状没有减轻，还是应及时就医。

在我喜欢的节气里推荐我喜欢的食材，我的心里也是满满的喜悦。愿我

们的生活都是小满，在人生刚刚好的状态里遇到刚刚好的人和事。

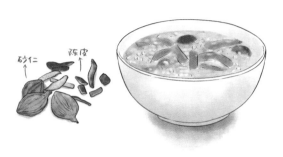

材料

砂仁·······················3 克
陈皮·······················3 克
大米·······················1 小把

做法

1. 砂仁锤碎，跟陈皮一起装进纱布袋子。
2. 大米加水煮成粥，最后 10 分钟放入装有砂仁、陈皮的纱布袋子，小火煮。
3. 煮好后取出袋子即可。

宜忌

　　孩子如果口渴爱喝水，几日没有大便，烦躁不安，干咳，舌质发红，舌苔黄腻，则不宜喝此粥。

芒种：越是忙碌，越要注意情绪

芒种是夏天的第三个节气，标志着仲夏的开始。芒指的是麦类等有芒植物，种指的是水稻类谷物的播种。这时候，田地里万物很忙，忙着生长成熟，农民伯伯也非常忙碌：夏熟作物要采收，夏播秋收作物要下地，春种的庄稼还要管理。

芒种忙种，样样都很忙。但最好的生活是忙而不茫。芒种养生，首先就是要注意情绪调养，保持轻松愉快，这样气机才能宣发通畅。

总是被骂的孩子，容易气血不畅

芒种时节，我国多数地区雨量充沛，气温显著升高。这个时节中要么持续阴雨，要么闷热难耐，人容易感到不适，加上阳气升发，心火、肝火旺盛，中、下焦能量相对空虚，人容易困倦，也容易心力交瘁。

在这样的气候里，人会更加焦躁不安，因一件小事就可能会瞬间发火。这种负面情绪也极易发泄到孩子身上。这段时间家长

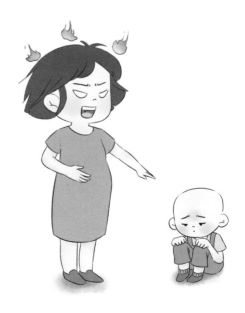

会发现自己总爱骂孩子。而如果孩子总是被骂，气血就会运行不畅，从而导致身体出现各种不良状况。

作为大人，我们心态上要放松一点，对自己也不用那么要求完美。房间不必 24 小时保持整齐，孩子吃饭或者玩耍的时候弄脏也很正常。孩子安心自在地在家吃饭、玩耍比其他的都重要。

孩子的食补，以清补为主

在起居方面，要顺应芒种的节气特点，适当地晒晒太阳，但要避开阳光直射，注意防暑，以顺应旺盛的阳气，利于气血运行、振奋精神。在饮食方面，以清补为主，此时孩子容易出现疲乏无力、睡眠不好、胃口差、消化能力下降的状况，要以清淡平和的食物来顾护脾胃，少些寒凉。

芒种食谱：黑豆何首乌花生汤，涵盖了全部饮食重点

这次的节气食谱，我推荐黑豆何首乌花生汤。芒种的这段时间，心火、肝火旺盛，很多人会出现口舌生疮、情绪不稳的状况，但这样的火不能灭掉，只需要稍加引导后变成对身体有益的能量就好。在中医的五行观念里，水克火，而肾属水，黑色食物入肾，黑豆、何首乌都是黑色的入肾食物。

黑豆性平、味甘，能补脾、利水、解毒。它具有高蛋白质、低热量的特性，它的蛋白质含量甚至比肉类、鸡蛋、牛奶的都高很多倍，完全能够解决家长们担心的"饮食太清淡不够滋补"的疑虑。

何首乌也叫地精，炖汤用的原料是药店买的"制何首乌"。它能补益精血、养肝安神、强壮筋骨。

花生也是高蛋白食材，而且含有人体必需的多种氨基酸。它性味甘平，

能润肺、和胃。

黑豆何首乌花生汤带着黑豆、花生的香气，也有何首乌淡淡的药香，清甜无杂味，适合一家人食用。

6月也是考试的时间段，孩子消耗的脑力大，家长也由于忙碌而劳心劳力，黑豆何首乌花生汤平和清补，恰好能够补充消耗的脑力。

芒种，忙而不茫。为了秋天的丰收做准备，越忙越充实，身心也会得到激发。我们要忙碌而平和，顺应这样的自然规律，陪伴着孩子成长。

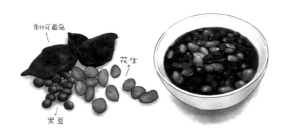

制州何首乌
花生
黑豆

材料

黑豆 ······················ 1 小把
制何首乌 ················· 10 克
花生仁 ···················· 1 小把
盐 ··························· 适量

宜忌

孩子如果肠胃胀气或者拉肚子，则不宜食用。

做法

1. 洗净炖盅，把 3 种食材放入炖盅，加入适量的水，盖好炖盅盖。
2. 大火煮开后，小火慢炖 1 小时，再加一点盐即可出锅。

夏至：
阳气达到极致，避免耗散就是养阳

阳气易损不易补，主要靠养

夏至到了。夏为大，至为极，万物到此繁茂到了极点，阳气也达到了极致。夏季是阴阳二气相争的季节，人的身体也跟万物一样，阳气生发向外，在里的阳气则相对较弱。也就是说，比起其他的季节，此时人体内部的消化和吸收功能相对较弱。

为适应夏季的天气特点和身体的特点，饮食要清淡易消化，以减轻脾胃负担，达到养阳的目的。阳气易损耗而不易补，阳气不是靠吃什么或者用什么就能轻易补到身体里面去，而是主要靠养。

阳气不足的状态可以理解为身体整体能量的低下，就像电池的电量不足，身体只能在低能量状态下运行。阳气不足的人容易受寒，容易反复生病，容易腹泻，容易产生湿气，体内的毒素不容易排出去，也就容易长痘、长斑、长疮。

养阳不是吃滋补的东西，而是首先要避免耗散阳气。

喝冰水、吃大量水果，会把阳气变得像烛火一样微弱

回顾过去，我以前做过哪些耗散阳气的事呢？冰冻三尺非一日之寒，我

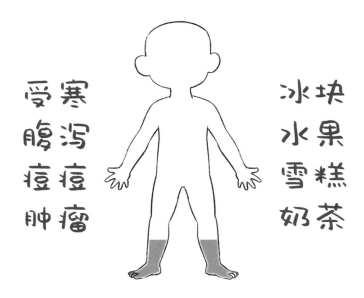

受寒 腹泻 痘痘 肿瘤

冰块 水果 雪糕 奶茶

曾经的体弱多病是经年累月的不良饮食和生活习惯造成的。

◎ 一是夏天吃冰

　　有一年夏天，我去表姐家玩，我们一边看电视一边喝冰水。为什么我的印象特别深刻呢？因为喝冰水后，我不停地上厕所，一会儿就去一趟。冰水的这种寒冷已经伤到了身体下焦的能量，而当时我却一无所知。后来我知道不能吃冰冷食物，也就不吃了，但曾经耗散的阳气一时也回不来。

◎ 二是喝超过身体所需的汤汤水水

　　广东人特别爱喝汤，有"饭前一碗汤，胜过医生开药方"的说法，一日三餐都会煲汤。我非常喜欢喝汤，经常是饭前喝一大碗汤，饭后又喝一碗汤。一碗碗地喝进去，中焦的阳气就如同风中之烛一样微弱，水饮、痰饮问题全来了：经常腹胀、长痘痘等。

◎ 三是吃太多水果

有句话叫"一日一苹果，医生远离我"，这不知误导了多少人。我非常爱吃水果，各种各样的水果不知道吃了多少。后来我的身体状况越来越差，以至无法正常生活，我对此却茫然无知。

直到一位老中医让我停掉水果和汤水，我才有所好转。再后来我学习了中医，才明白自己早已对身体失去了觉知。

当我慢慢恢复对身体的觉知时，我发现吃一个苹果我受不了，胃会胀，但只吃1/4就还好。吃几颗新鲜的葡萄没关系，而吃两颗冷藏的葡萄就会拉肚子。汤不能喝多，饭前小半碗就可以。主食多吃些，菜要相对地减少，我的头脑会更清晰。就这样，吃什么、吃多少我的身体才能接受，我已经渐渐能够掌握了。

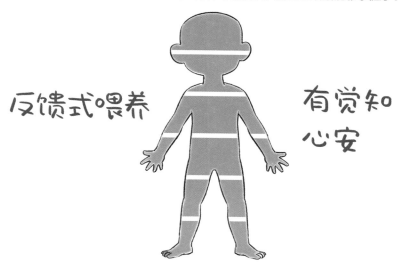

反馈式喂养　　有觉知心安

坚持反馈式喂养，能避免阳气耗散

如果不顾身体的消化和吸收能力，任由吃进的食物超过身体负荷，就如同一条马路上，车越来越多以至堵车，这时不去疏通、减少车辆，而是继续驶进很多车，那就会堵得更严重。对身体而言，这就相当于在耗散阳气。

而身体堵久了势必会把这些淤堵物排出去，或者在体内找个阳气最弱、能量最空虚的地方堆放"垃圾"。

常有人说中医总是要求这也不能吃，那也不能吃。这个理解其实片面了。中医从来都以不偏不倚，即以"中"为目标。其实，"什么可以吃，该怎么吃"的问题，可以用反馈式喂养这个最安全的办法解决。

孩子每天吃了什么、吃了之后状态如何，家长只要做到了反馈式喂养，对孩子的状态了然于胸，并及时做出调整，孩子的很多疾病都能有效预防。

动不动就给孩子清热气，会把阳气也清没了

从小学起，我就经常感冒，感冒了会非常难受，但极少发烧，也不咳嗽。因为身体里的阳气不足，即使严重受寒，我也不发烧，甚至连咳嗽都没有，因为我没有足够的能量来排除病邪。

我感冒都是先喉咙疼。有人认为喉咙疼就是有热气，那就喝凉茶。广东的凉茶种类繁多，大部分都是寒性的。喝凉茶对我只是一时有效，喉咙暂时不疼了，但很快又复发。

热气是清了，但阳气也清没了。那时我一旦感冒严重了就去医院输液、服用抗生素。这些治疗给我最明显的体验是胃口越来越差，几乎没食欲，也就是中医说的胃气没有恢复。后来改用中医治疗，我在生病期间的胃口还是一样好，可见正确的治疗能护胃气和阳气。

做好避风避寒就能避免大多数疾病

夏天阳气在外，如果体表受寒，那么耗散的阳气也会更多。夏天的寒从

哪里来呢？除了饮食上的受寒，也跟吹空调和穿着有关。

夏天并不是不能吹空调，得看地区，看住处和活动场所的条件。如果是在山清水秀的大山里，山风清爽，夜里要盖被子，那当然没必要吹空调。而在充满暑热的城市里，空调还是有用的。

吹空调时最重要的是不能忽略腿脚和脖子。寒从脚底生，孩子在开了空调的房里睡觉时要穿上薄棉袜，既透气又防寒。

《黄帝内经》记载："圣人避风，如避矢石。"我的中医老师说风致万病。如果能够做好避风避寒，那也就能避免大多数疾病了。

阳气蓬勃生长，免疫力自然就好

孩子的阳气蓬勃生长，不错误喂养，不错误治疗，做好防寒防风，照顾好孩子的情绪，孩子的阳气就会慢慢地越来越旺盛，对疾病的抵抗力、免疫力都会高于平均水平。

我学习中医，不是为了忌口，也不是为了限制自己，而是让中医为我所用，在生活的路上越走越轻松、越自在。

例如，孩子想吃冰激凌怎么办？可以借用中医知识来应对。自制一杯姜撞奶，用冰箱冷冻，孩子状态还行的时候可以吃点。吃的时候可以教孩子感受一下凉热，告诉孩子能不能吃多，吃多会怎么样。这样孩子不在我们身边的时候，也不会胡乱地吃。

夏至小妙方：苍术荷叶茶，祛风化湿还不伤阳气

夏天，人体流汗多，很多妈妈都想给孩子喝些茶饮，但又担心会损伤孩子的阳气。这里我推荐一个小茶方，它就是很温和的苍术荷叶茶。

　　这个茶可以每天喝，消化不良或肉吃多了有积食、舌苔厚腻的孩子可以用它来轻轻疏理一下中焦。

　　苍术味苦、辛，性温，能燥湿健脾、祛风散寒、明目。

　　荷叶味苦，性平，是清暑化湿、升发清阳的高手。荷叶可以帮助人体把中焦的能量轻轻地往上托，它对中焦的虚滞受阻有很好的疏通作用，我们可以根据孩子的状态选用。

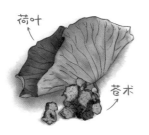

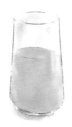

材料

苍术⋯⋯⋯⋯⋯⋯⋯⋯6 克
荷叶⋯⋯⋯⋯⋯⋯⋯⋯3 克

做法

　　将这两种食材用热水浸泡 10 分钟，或者放入焖烧杯 10 分钟，当茶水喝。

小暑：要守住自己的心

七月初，二十四节气中的第十一个节气——小暑到了。"小暑大暑，上蒸下煮"，暑热来了，此时更要顾护心阳，平心静气，确保心脏机能的旺盛。

心为五脏六腑之主，一切生命活动都是五脏功能的集中表现，而这一切又以心为主宰，有"心动则五脏六腑皆摇"之说，心神受损势必会影响其他脏腑。在情志方面，喜为心之志，这里的"喜"是指在不过激的情况下舒缓紧张压抑的情绪，使心情舒畅、气血和缓。

夏季的养生重点就是心静，心静自然凉。

守住心神，坚持中医正养

在小暑节气，一年的日子差不多过半，可以做个小结，去除那些让心神烦躁不安的因素，才能真正平心静气。

前阵子我遇到一位宝妈小米，她的孩子 5 岁了，最近每个月都会生病。小米说她一直在学中医育儿，也帮助过很多人，可是面对自己的孩子则完全失去了信心，孩子多病的这半年，家人对她的中医治疗和喂养也产生了怀疑。小米进而对自己和中医也迷惘了，不知道该怎么办。

我帮她的孩子进行了综合诊断，她的孩子状态其实挺好的，身体的疏通程度也比一般的孩子更好。只是孩子是稚阴稚阳的体质，疾病好转得快，加重得也快。作为学习中医育儿的人，不能被病名吓倒了。即使这种时候也要

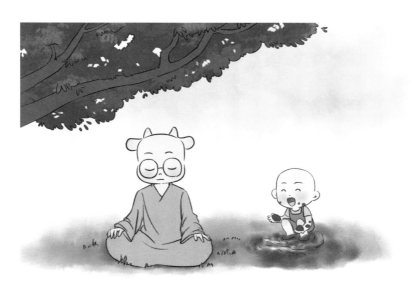

努力守住自己的心神，辨证用药，中医正养。

"心动则五脏六腑皆摇"不仅是指心的生理功能对身体的影响大，心神、情志也同样会对身体有很大影响。一个内心强大的妈妈，身心都稳定健康，她的孩子的身心健康程度也一定差不了。

小暑药膳：清补凉，健脾祛湿、润肺生津

为了让家长和孩子身心都全然地自在，在炎炎夏日也能心舒志宁，小暑节气里我推荐一款药膳——清补凉，清补凉是广东人夏季的传统糖水之一。

为了照顾大多数孩子的脾胃和口感，我改动了其中几种食材，做成了更适合孩子的清补凉。

沙参、玉竹滋阴生津，薏苡仁以清泻为主，淮山药、党参、大枣以补益为主，而莲子、百合既能清又能补。无花果味甘、性凉，能够清热生津、健脾开胃。

这个药膳的整体性质是比较平和的，适宜日常食用，可起到健脾利湿、清心安神、益气补血、润肺生津的作用，兼顾着夏季养心、长夏养脾、秋季养肺的功效。

从夏季到初秋这个阶段，人容易脾胃虚弱、湿气困重、心火亢盛、烦躁不安、暑热多汗、津液亏虚，清补凉恰好是夏秋季节很好的养生美食，也是有以上症状的人用于长期调理的食疗方。

淮山药、无花果、百合、莲子用鲜品或者干品都可以，它们都是药食同源、性质温和的食材。

还可以根据孩子的体质，对配料加以调整。比如有的孩子寒湿重些，就可以把药膳里的薏苡仁炒制一下或者加入陈皮；有的孩子上焦有热、舌尖老是红红的，药膳里可以放些绿豆；有的孩子平时易感冒、舌头上半部比较瘪平，药膳里可以放点黄芪。

药膳不等于汤药，如果已经出现病症，请及时就医。

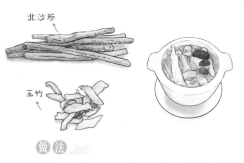

北沙参

玉竹

做法

以上食材放入炖盅，加适量水，炖煮 1 小时，再放入适量的糖或者盐，也可以加入排骨或者鸡蛋一起炖煮。

灵活运用

这里的用量是一人份的，全家人一起喝的话则适当加量即可。

材料

北沙参	5 克
玉竹	5 克
党参	5 克
淮山药	5 克
无花果	2 个
薏苡仁	3 克
百合	3 克
莲子	5 克
大枣	2 个
糖或盐	适量

大暑：万物生机勃勃，孩子进入长高的最快阶段

大暑，孩子生长速度最快的节气

"大者，乃炎热之极也。"暑热由小到大，大暑之时天气炎热程度达到高峰，万物生机勃勃。万物在大暑节气前后的生长速度极快。如果画一条抛物线，以二十四节气为横坐标，孩子的生长发育速度为纵坐标，那么，在大暑到立秋的这段时间，孩子的生长发育速度就到了抛物线的顶端。

这两个节气正好就在暑假。放完暑假，开学时你会发现很多孩子的个头都蹿上去不少。大暑就是个让孩子快快长高的节气。

暑假里做到这 4 点，孩子尽情长高

记得小时候我和弟弟每年都会去农村的外婆家过暑假，弟弟住得比我久，而每次回家后弟弟都会长壮、长高。为什么每次暑假弟弟去了外婆家都会长壮、长高？我试着总结了一下原因。

◎ **一是饮食清淡易消化**

早餐就是喝粥，配清炒蔬菜，还有外婆做的脆萝卜干。午饭和晚饭荤素

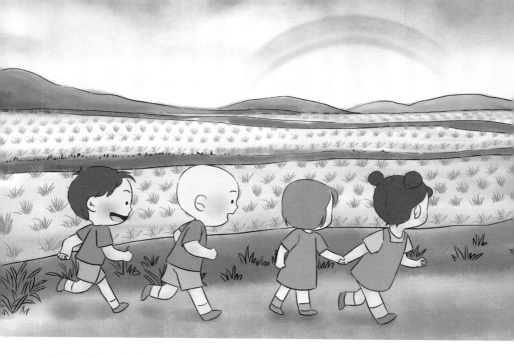

均衡，菜都是自家种的新鲜蔬菜。也没有什么零食，我们的零食就是山上的野果或者房前屋后的新鲜果子。

◎ 二是尽情地玩，尽情地出汗，保证足够的运动量

孩子们爬上跳下，天天在外面玩，酣畅淋漓地出汗。夏天就是跑动及出汗的季节。农村里听不到有老人或者爸爸妈妈在旁边喊"别跑太快，太危险"，孩子们都是无拘无束地畅快玩耍。

◎ 三是充足的睡眠

以往晚上八九点钟，农村里就静悄悄的了。外婆带着我们睡觉，一边摇着大葵扇，一边讲着老故事。早睡自然也早起，孩子们七八点钟大多就出门玩或者帮忙干活了。

◎ 四是宽松的成长环境

外婆的性情温和，我们无论做什么，她都很少干涉，她总觉得孩子做什

么都是好的。

以上这些，正好符合夏季调养的原则。夏天养心、养气，情志舒畅，身体也会跟着通畅起来。

大暑食谱：红糖姜汁豆腐花，暑气、寒气都能祛，还能助长

大暑期间要注意的方面，一是防寒，二是避暑。饮食调养也是以暑天的气候特点为基础，由于气候炎热，易伤津耗气，因此可选用药粥滋补身体。但孩子喝粥多了就不喜欢了。

有没有一种美食既可以祛暑气，又能顺应大暑、伏天祛寒；既营养丰富，又易消化，帮助孩子长高、长壮，孩子还爱吃呢？

直到有一天出门，孩子要吃路边售卖的红糖姜汁豆腐花，我才突然发现这个传统美食恰恰能满足以上的要求。

嫩滑的豆腐花配上姜汁特有的香气和微微的辣味，再与甜而不腻的红糖相调和，带着温热，一小口一小口地吃下去，感觉五脏六腑都舒服极了。

豆腐花和豆腐同源，味甘咸、性寒。豆腐为补益清热的养生食品，能宽中益气、调和脾胃、消除胀满、清热散血。现代医学证实，豆腐除有增加营养、帮助消化、增进食欲的功能外，对牙齿、骨骼的生长发育也颇为有益，还可增加血液中铁的含量。简而言之，豆腐特别适合孩子食用。

红糖性温味甘，可润心肺、缓肝气、健脾暖胃。性温的红糖通过"温而补之，温而通之，温而散之"来发挥补血作用。红糖是未经精炼的粗糖，保留了较多的维生素和矿物质。

生姜味辛、性温，能解表散寒、温中止呕、温肺止咳。俗话说"冬吃萝卜夏吃姜"，夏天吃姜，顺应夏之气，帮助阳气把体内的寒湿排出体外，通畅的人体阳气十足，到了秋冬之后，抵抗力自然强大。秋季容易咳嗽和鼻炎发作的孩子建议在三伏天适量地吃些姜，这也是冬病夏治的方法之一。

　　红糖姜汁豆腐花中有偏凉的豆腐花、温热的红糖、辛温的姜汁，寒热搭配协调，属于平和的食疗方，豆腐、姜、红糖都是天然的食材，适合大部分孩子食用。

　　美食虽好，但是如果孩子出现腹泻、腹胀等症状，则不建议食用。食量也要控制一下，吃过量也是不好的，红糖姜汁豆腐花鲜嫩爽口，孩子会不知不觉地吃很多。建议3岁以下的孩子一次最多吃50克左右，4~6岁的孩子一次最多吃100克左右。

　　孩子从外面回来，或者吃饭前后，或者午睡醒来，吃上一小碗，暖暖胃、补补津液，出点微汗，实在是再好不过了。

　　大暑节气里，让我们好好地感受大自然的蓬勃生机，利用这一节气给孩子的身体助力，让孩子们在暑假里快快长高、长大。

材料

豆腐花···················250 克
红糖 ···················· 50 克
姜····················适量

做法

1. 姜剁碎成姜蓉，放进纱布，挤压、过滤出姜汁。
2. 锅中放入姜汁，加入适量红糖，放点水，小火煮开，再继续煮一会儿，待汤汁浓稠后盛起备用。可以一边做一边尝一下，适当调整糖和水的比例。
3. 豆腐花放进锅里隔水炖5分钟后加入做好的红糖姜汁即可。

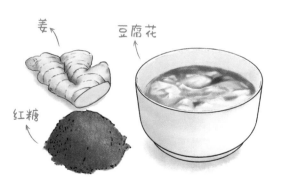

姜
豆腐花
红糖

夏季解暑专栏：补津液是重点

生津清热的丝瓜，当然是夏天的主角

六月初的一天，我的孩子发烧了。喝了一天白粥后，她想吃点菜。发烧时，她胃口不好，舌苔厚腻，舌尖发红，我知道她身体里有热，体内"垃圾"也很多。正好家里有丝瓜，我就给她做了水煮丝瓜。孩子一边吃一边说："丝瓜真是又香又甜呀。"

◎ 丝瓜特别适合给发烧和积热的孩子吃

丝瓜是夏季的应季蔬菜，性味甘凉，能清热、化痰、凉血、解毒。甜甜的丝瓜非常适合给发烧的孩子食用。平时容易积热的孩子，如易咳嗽、痰黏，易长疮疡，可以适当多吃些。

《本经逢原》记载"丝瓜嫩者寒滑，多食泻人"。也就是说，体质虚寒的、寒性腹泻的人不宜多吃。不是说不可以吃，是不能过多食用，适当地吃一些是完全可以的。

红薯叶、空心菜、丝瓜、黄瓜、苦瓜等是夏日里几乎家家户户都吃的。日常蔬菜的性味大多偏性较小，日常食用时没有必要过多地担心，安心地享用夏天大自然的馈赠即可。

◎ 丝瓜肉片汤的两种做法，体热、体寒的孩子都能吃

炎炎夏日，丝瓜口感嫩滑、生津清热，确实是这个季节最适合吃的蔬菜。

我推荐的就是清清甜甜的丝瓜肉片汤。

　　这个汤大部分孩子都可以喝，如果给 1 岁以内的孩子吃，需要把丝瓜再剁碎些。哺乳期的妈妈喝它还可以增加奶水。

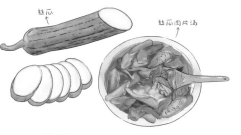

丝瓜……………………1 根
新鲜肉片…………………少许
淀粉………………………适量
盐…………………………适量

宜忌

做法一适合给积热的孩子吃，做法二适合脾胃偏寒的孩子食用。

做法一

1. 丝瓜削皮切薄片，肉片用淀粉、盐、油先腌制一会儿。
2. 锅中加适量水，烧开。
3. 放入丝瓜和肉片，加入适量的盐，待丝瓜变软，肉片变色、熟透即可。

做法二

1. 起油锅，放一点姜丝煸炒。
2. 把丝瓜先放进去翻炒（可去除些许凉性），待丝瓜变软，放入适量的水。
3. 水煮开后，放入肉片，再加适量的盐，待肉片变色、熟透即可。

蒜蓉马齿苋：身体有热的时候，吃吃这道清理疏通的菜

　　记得小时候，我在农村外婆家，从春夏之交待到夏至左右，村里的孩子们总生脓疮，这大多跟湿气、热毒有关。

　　那个时候的孩子阳气足，出现这些皮肤问题是身体顺应着春夏阳气升发，试图把体内的"垃圾"排出体外，但排出的过程不太顺畅，这些肿块大多都是因为湿气到了皮肤下出不来而停留在那里，从而聚积、发痒、肿胀，久了

就化热化脓，造成现代医学所说的感染。

当时的大人们怎么解决孩子这些很常见的问题呢？大多是用简便易得的中草药，如蒲公英、金银花、鱼腥草等。用这些清热解毒的中草药外敷加内服来缓解和治愈。我外婆常用的是最容易采到的马齿苋。

马齿苋在地上匍匐生长，就像是我们身体里的经络在身体里蔓延一样，有疏通清理的作用。《本草正义》记载马齿苋"最善解痈肿热毒，亦可作敷药"。马齿苋可以治疗热毒是一代代人亲身实践而传下来的。其他的中草药也是如此，所以能够传承至今。

孩子气血初生，"脾常不足，肝常有余"，而肝风一动，就容易出现一些热症，如口渴、唇红、梦多、眼睛长麦粒肿、易长红疹及疔疮、大便易干硬、小便易发黄、舌苔易厚而黄、舌质易红、舌尖及舌质前半部分易出现红点等。

对这些孩子来说，如果没有其他特别的病症出现，在日常养护中可以适当地食用一些温和的、药食同源的食物，帮助疏通身体里的积热。

马齿苋就很适合孩子吃，它酸酸嫩嫩的，口感很好。

马齿苋可以煮汤或者凉拌，做成菜粥也可以。直接炒着吃是最常见的做法，我推荐的是蒜蓉马齿苋。

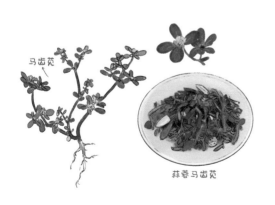

马齿苋

蒜蓉马齿苋

材料

蒜……………………半头
马齿苋………………适量
猪油…………………适量
盐……………………适量

做法

1. 马齿苋洗净，蒜头剁成蒜蓉。
2. 猪油下锅，放入蒜蓉炒香，放入马齿苋炒至变软，加入适量的盐即可。

祛湿、增食欲、防感冒的紫苏藿香梅子膏

初夏来临，气温直线飙升。带着孩子外出玩一圈回来，出了汗，口有点儿渴，想喝些有滋味又清爽的水。

正好我的师姐寄送来了一瓶她自制的紫苏藿香梅子膏。我打开玻璃瓶，挖出两大勺用热水冲泡，紫苏、藿香的叶子舒展开来，它们特有的香气夹杂着梅子的酸味扑鼻而来，泡出来的茶汤甜中带酸，清清爽爽，好喝极了，格外受孩子们喜欢。

梅子味酸甘，有收敛作用，可以养津开胃，能很快地补足身体的津液，让人不会因为口干舌燥而胃口减弱，有助于在夏日里增加食欲。

紫苏能解表散寒、行气和胃，对风寒感冒、咳嗽、呕吐很有效。

藿香则是解暑化湿的高手。紫苏、藿香芳香行气，不仅顾护了脾胃，还可以让全身毛孔顺利打开，让汗液流畅排出。药性一收一升，升降结合，让身体该收的收、该升发的升发，就好像是天气热的时候打开了窗户，但关上了纱窗，这样既可以让空气流通，又不至于让风吹得过大。

酸味的食物有很多，梅子是最特别的，它专入肝胆。梅在冬天开花，夏天结果，充盈了一整个春天的木气，而且是青色的，代表着肝气，最能滋养肝脏，可以促进血归于肝，中和体内过旺的肝气。很多孩子都喜欢吃梅子做成的零食，吃完感觉心情舒畅，就是因为梅子的能量能入肝。

熬这个膏，要取这些食材的"全气"，紫苏、藿香都要连梗带叶一起煮，梅子也要整颗放进去一起煮，不要去核。梅子的酸，冰糖的甜，加上梅子和紫苏、藿香特有的香气，恰到好处地融合在一起，既生津开胃，又解暑化湿，还非常好喝。

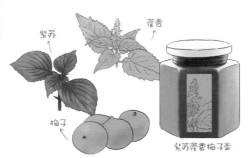

紫苏　藿香

梅子

紫苏藿香梅子膏

1. 梅子洗净，切个小口，用盐腌制大概 3 小时。
2. 用清水洗干净梅子，选个厚底的锅，将梅子和冰糖一起倒进锅里，开火，刚开始加一点水（大概 20 毫升），等待冰糖熔化、梅子出水。
3. 待梅子变成黄色且完全出水后，可以稍微调大一点火，如果不熟练，还是建议继续用小火。锅里会开始有泡泡出现。待泡泡变成细腻的小泡泡，梅子软绵，加入紫苏和藿香，继续用小火熬，紫苏会把糖膏染成偏红色。
4. 待用筷子蘸膏水，膏水能很快凝结，就熬得差不多了，关火，让余温继续，等糖膏慢慢渗透进梅子和药材。
5. 待完全冷却之后装瓶。可以放一两个星期再吃，那时候味道会更加润滑爽口，紫苏也会更香。

材料

新鲜的梅子…………1000 克
紫苏…………………40 克
藿香…………………20 克
冰糖…………………700 克

灵活运用

　　吃的时候用热水冲泡即可，稍稍放凉到室温的时候口感更佳。感冒时可熬姜水来泡（此膏为普通食疗饮品，适合大多数人，但如出现需要处理的症状，请及时就医）。

夏天，来一杯姜撞奶暖胃补津液

　　我们的厨房里都会备有姜，以便配菜调味。姜也是十分常用的中药，它有特异的香气，味辛辣，温中散寒，可暖胃、止呕吐。

　　孩子往往不喜欢辣味，但只要给姜搭配一味食材，它的辣味就能被更多孩子接受。这道美食就是广东地区的特色小吃——姜撞奶，它是以姜汁和牛奶为主要原料制作而成的一种甜品，口感滑嫩，风味独特，有姜的香气和奶的清甜。

　　不同的食材搭配就像不同的人搭配在一起，会产生奇妙的反应。这种反应带来的变化不同于化学反应的酸碱中和，它不会完全变成全新的物质，而是形成一种我中有你、你中有我，共存而相得益彰的状态。这种组合会让食材变得更加柔和，一阴一阳，一收一散，一寒降一温升，一开一阖，调和之后变得更加平衡。

　　传统的美食里凝结着先人的智慧。牛奶性微寒，属阴，直接喝的话，很多人会腹胀或拉肚子，这也是身体不能运化吸收的表现。那么，牛奶怎么吃更好消化呢？它的最好伴侣就是自带阳气的生姜。生姜能够平衡牛奶的阴寒，所以平时喝牛奶容易腹胀的人吃姜撞奶就不会有消化问题。任何食物或者药物进入人体都是需要消耗气血来消化和吸收的，偏性越大的，需要消耗的气血也越多。姜撞奶的搭配让姜和奶都温和起来，也更适合孩子食用。

　　姜撞奶主要是依靠姜汁和牛奶在一定温度范围内（40~100℃）发生化学作用，使牛奶凝固而成。传统的制作方法中"撞"的步骤是为了让牛奶的温度稍微降低，使成品口感更好。制作姜撞奶时，"撞"是一个关键点。

　　姜撞奶的美味就来自于牛奶与姜汁的激情碰撞，甘与辣在瞬间融合。在倒牛奶时，要将杯子提到一定高度，不要犹豫，在一瞬间让牛奶快速进入姜汁中，在 4~5 秒内倒完才能产生完美的口感。

　　炎热的夏天，我们外出活动之后出汗多又有点口渴的时候，姜撞奶是既补津液又暖脾胃的好选择。孩子状态不错，想喝些牛奶，午睡醒来也可以给孩子吃一小碗。但孩子如果有大便稀软、怕冷畏寒、肚子发凉等明显中焦寒湿重、能量不足的状况，还是选择姜枣茶或者生姜红糖水更好一些。

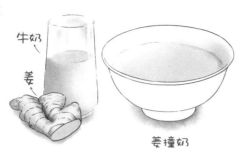

牛奶
姜
姜撞奶

灵活运用

　　牛奶的奶源要有保证，姜汁现挤现做，口感会好些。每次现做现吃，虽然牛奶和生姜的搭配很完美，但是牛奶的阴寒之性也不是完全就被抵消了。给孩子吃一小碗即可，在孩子的消化和吸收能力内运化掉才是对身体有益的。

材料

鲜牛奶……………………200 毫升
白糖………………………10 克
姜汁………………………15 毫升

做法

1. 姜去皮切块，用榨汁机榨出姜汁，盛 1 汤勺到碗里（如果没有榨汁机，可以将姜剁碎，然后放入纱布中将汁挤出）。

2. 取 200 克鲜奶，加糖搅拌均匀，煮沸。煮开后放一段时间，直至温度降到 90℃左右。

3. 迅速将牛奶倒（撞）入盛有姜汁的碗中，倒完后不要搅动或摇晃碗里的牛奶，盖上盖子等待 2 分钟直到凝结。

第六章

用秋天的凉降养神志

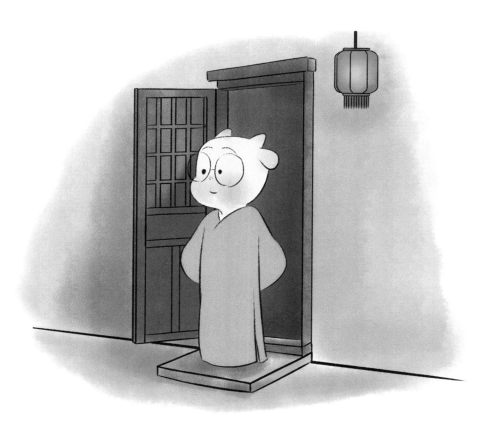

立秋：最需要养肺的季节来了

立秋了，但并不是秋天的气候已经到来了，它更多的是代表从夏天到秋天的过渡。

在节气转换的时候，天地之气相交，能量会发生变化。而处在季节交替的节气时，能量的变化会更剧烈。立秋处在夏秋交替之际，是气温由炎热转为凉爽的过渡区间。

身体为适应气候的变化，自身也会发生变化。如果身体能量失去平衡的话，身体的调控程序就会启动，把能量重新调至平衡。这个平衡的过程，可能会让身体出现一系列的症状。

有很多人在换季的时候会比平时掉更多的头发，有很多老人会旧疾复发或者疾病突然加重。这些是比较容易观察和感受到的，其他细微的变化则需要更加深入地去感知。

肺与秋气相通应，秋天以养肺为主

秋天孩子容易出现的症状为鼻子痒、打喷嚏，流鼻涕，皮肤干燥或者起皮、脱皮，咳嗽，腹泻。这些都与肺有关，肺与秋气相通应。

夏天养心，而到了秋天则转为以养肺为主。在脏腑之中，肺主宣发和肃降，具体从以下两方面来说。

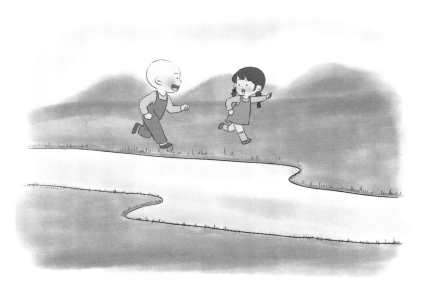

◎ **肺主宣发**

一是肺要负责排出体内浊气；二是肺要将脾传输过来的津液和水谷精微布散周身，外达皮毛，内至脏腑；三是宣发卫气，调节腠理开合，将津液化为汗液，排出体外。

◎ **肺主肃降**

一是吸入自然界的清气，下纳于肾；二是将脾传来的水谷精微向下布散于其他脏腑，并将津液下输于肾；三是清肃呼吸道的异物。

咳嗽其实是肺在进行自我净化

肺如果无法正常宣发和肃降，就会产生呼吸功能失常、津液代谢障碍等病症。中医称肺为娇脏，不耐寒热，易被邪侵。外受风寒、脾肾功能失常、呼吸道有水饮和痰饮等均会有损于肺的功能。而肺进行自我净化的方式，最常见的就是咳嗽。

许多家长一听见孩子咳嗽就会惊恐不已，却忘了咳嗽是为了什么。

当身体各个脏腑能量平衡，不需要往外排病邪，肺功能正常的时候，肺是不需要启用咳嗽这一动作的。因此，我们可以根据肺的特点，在秋天这个与肺气相通的季节给孩子适当的护理，帮助孩子度过一个不咳嗽的秋天。

肺变"干净"了，咳嗽自然就少了

不咳嗽，不是压制咳嗽，不是镇咳、止咳，而是顺应人体，帮助身体排邪，让肺功能正常运转。这可以从以下 4 个方面来着手。

◎ 一是多吸入大自然的清气

人体通过肺吸入大自然的清气，呼出体内的浊气。吸入的清气是人体能量的来源。

为什么周围的空气特别清新时，心情也会特别舒畅？因为清新自然的空气会有补养肺的作用。清新的空气里含有大量的负氧离子，负氧离子被称为"空气维生素"，可以经由呼吸进入人体，具有调节人体的生理机能、消除疲劳、改善睡眠等功能。我们在含有大量负氧离子的空气中时，会感到神清气爽，心情愉快。

因此，我们可以常带孩子去公园、河边、草地上、山里，或者早起一点，去呼吸清新的空气。

◎ 二是健脾，脾运化好了，肺才有能量抵抗外邪

上面讲到肺需要将脾传输过来的水谷精微散布出去。脾运化功能正常，

才能把能量顺畅地传给肺。

关于健脾，前面已说了很多，这里我主要提以下两点。其一，孩子以通为补，健脾补脾中很重要的一点是"饭吃七分饱"。

吃到七分饱，身体在消化和吸收的同时还能有足够的气血去维护其他部位。脾有足够的能力升清降浊，身体就不会有那么多的"痰"产生，而肺也会收到源源不断的能量供给，去提供给体表的卫气，形成足够的防御能力。

如果吃得过饱，气血都集中到消化上了，没有多余的气血能供其他生理活动所用。还可能因为消化不良、积食，而给身体堆积一些痰湿垃圾。我们会发现，孩子的咳嗽很多时候都是出现在某一两顿大餐之后。

其二，要多运动，这也能强化脾胃功能。让孩子们自由自在挥洒汗水并乐在其中的运动能够滋养身心。运动种类根据孩子的喜好做出选择即可。

在孩子跑跳时，只要没有威胁到安全，家长最好不要过多干涉，而是要放手让孩子发挥天性，全身心地活动。

已经咳嗽的孩子能否运动呢？要根据孩子的情况来判断。如果只是偶尔咳嗽，孩子的精神状态不错，适当运动是没问题的。

◎ 三是清大肠、观大便，大便通畅，咳嗽的几率也会小一点

在中医的"脏腑表里"配对中，肺和大肠是相表里的。只有肺正常宣发和肃降，大肠才能正常地传导糟粕和吸收多余的水液。

中医有个非常形象的比喻：身体是茶壶，肺是盖子，大肠是茶壶嘴。如果盖子完全封闭，我们用手按住茶壶盖的那个小孔倒茶，茶水是倒不出来的。同理，肺气阻闭的时候，即使一直用向下通的药，大便也下不去。只有壶盖通气了，壶嘴才能倒出水。当表证解决，肺可以正常宣发和肃降时，大肠也就恢复了，大便自然就顺畅了。

有些孩子虽然一直健脾，但仍然湿气重，就要考虑是不是大肠功能低下而无法很好地吸收水液了，这可以从大便的情况中观察出来。

正常的大便需要从颜色、质地、气味、量、排便频率来观察。正常的

状况是有类似香蕉的形状和颜色、不软不硬、不太臭。大孩子一般一天排便1~2次，小孩子则因辅食及喂母乳的情况而会有差异。

当然，这只是个大致标准，大便不正常也不用过于紧张。用反馈式喂养来判断会更加全面。经常咳嗽的孩子，大便大多也是不好的。

为帮助孩子顺畅地排便，我们在家护理时，一是可以揉腹，二是揉揉板门穴或者合谷穴，揉合谷穴可以帮助调理肠胃、宽中理气。以上这些都可以促进肠道蠕动，让大肠这个全身最大的排毒通道顺利地运转起来。

◎ 四是久咳的孩子，要补一补下焦的能量

肺主呼吸，肾主纳气，肺的呼吸功能需要肾的纳气作用来协助。肺属金，肾属水，金生水，肺的能量需要传递给肾，如果肺的能量长时间运转不好，那么对肾的能量就会有影响。

有些孩子咳嗽时间长，一直不能断根，同时也出现不太长肉、脸色青白、尿床、容易受惊等状况，则要考虑可能与肾有关，是一种虚咳。这种咳嗽，只解表是根治不了的。中医对于虚咳用的是补肾纳气的方法。而具体的选方则需要靠中医辨证来解决。

我们在家可以给孩子做"工字搓背"，或者把双手搓热后捂住后腰肾俞、命门的位置大概 20 分钟以上。还可以艾灸八髎穴、肾俞穴，远远地定灸，暖一暖即可。

立秋食谱：干剑花排骨汤，把肺润一润

此外，我们可以适当吃一些清补肺的食物。秋季燥气当令，易伤津液，饮食应以滋阴润肺为主。这次我推荐一款剑花排骨汤。

这里用到了一种花——剑花。剑花性味甘凉，具有清痰除热的功效，非常适合立秋前后食用。

用干剑花煮汤，会有滑滑的、黏黏的口感，跟津液有点像。剑花煲汤具有清心润肺、清暑解热、除痰止咳的作用。而且，剑花制汤后，其味清香、汤甜滑，是极佳的清补汤料。

剑花也可以鲜食，用冰糖炖，鲜美清淡。喝上一碗，过个舒心的立秋吧！

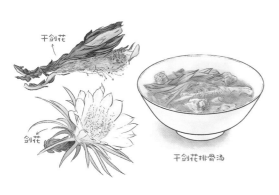

干剑花

剑花

干剑花排骨汤

（材料）

干剑花……………………100 克
排骨………………………200 克
盐…………………………适量

（做法）

1. 排骨先用冷水烧开，焯煮去血水。
2. 干剑花剪成小段，和排骨一起放入炖盅，放适量的水，隔水炖煮 1 小时。炖好之后放点盐即可。

（灵活运用）

还可放入蜜枣、无花果、冬瓜或者苹果，增加汤的甜味。

处暑：暑热走了，干燥来了

农历七月，虽说秋天已到，但秋意却不浓。只在夜晚和早晨能让人感觉到凉意。二十四节气中的处暑到了。

《月令七十二候集解》记载："处暑，七月中。处，止也，暑期至此而止矣。"也就是说，处暑过后气温会逐渐减弱，秋高气爽的天气快要来了。

大部分人都带着不完美的脏腑能量出生

我的中医老师说，每个人出生后都会有某个脏腑功能相对弱些，而这个偏弱的脏腑决定着后天疾病的发展和转归。也就是说，家族成员之间的体质相似，很可能他们的五脏六腑之间的能量强弱也是一致的。例如，有鼻炎的，可能都是肺气弱些；易感冒、咳喘的，可能肺气和肾气弱些；近视的，可能肝肾弱些。

这些都是我们在学习中医后，可以在自己家族里观察到的，通过观察家族成员的生活起居、日常饮食，我们可以对家族成员的体质特征有个大致了解。了解之后，我们也可以试着据此做一些调整。

虽说大部分人都带着不完美的脏腑能量出生，但如果在生活起居和饮食方面多注意，加上中医、中药的帮助，来维持脏腑能量的平衡，以及整个人能量的平衡，那么很大一部分疾病就能避免。拿我父亲的家族举例来说，家人们虽然中焦弱些，但都能认识和了解到这种体质的特点，进而在饮食和生活上做一些调整，所以大家的身体状态都还不错，老人们也都比较长寿。

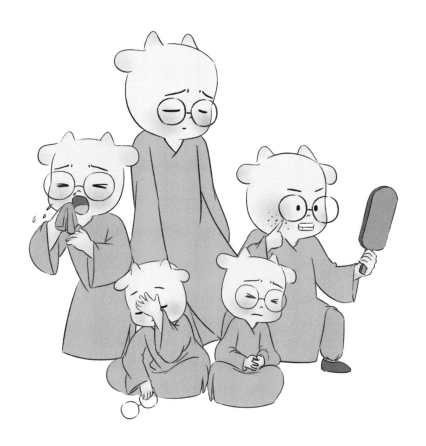

　　我的朋友梅梅有个 7 岁的女儿和 4 岁的儿子，她有一天问我，孩子们的饮食也还算清淡，运动量也很大，周末有空就去山里跑，为什么两个孩子仍然那么瘦，一点肉都不长？为什么一受风就感冒，咽喉、扁桃体就出现红肿或者化脓？

　　梅梅的两个孩子的体质是一模一样的：上热下寒，舌尖红，舌中间和根部的舌苔白厚腻，脾和大肠功能较弱。脾主运化，大肠主传导糟粕与吸收多余水液，而脾和大肠功能较弱，意味着消化和吸收能力稍差，排便及吸收水液的能力也较差，所以身体就容易积食、有湿气，也容易受寒就发烧，而且不容易退烧。又因为肺与大肠相表里，还容易一感冒就咳嗽。

两个孩子的体质就遗传自父母，梅梅是大肠功能弱些，而孩子爸爸的脾功能弱些，两个孩子正好取了父母的弱点。孩子都是父母的"复印件"，所以中医总强调要调理好身体再生小孩。

梅梅家的问题的解决方法就是了解自身的体质，饮食上要清淡、易消化，以主食为主，生冷的水果、酸奶要少吃。汤水也要适量，不能喝过多。

我们学习中医的一个很重要的目的就是把自己和家人照顾得更好。观察家人的共同体质和特征，不是为了焦虑，而是为了认识和改变。等我们认清这点后就能根据自己的体质提前做预判和调整。

处暑食谱：清炒西芹百合山药，肺、脾、大肠都能照顾到

处暑过后，秋天的气候特点会越来越明显，天气干爽，但也有些许干燥。这次我推荐的是适合全家人食用的一道小炒，把西芹、百合、山药搭配到一起。

百合性味甘寒，养阴润肺，清心安神；山药性味甘平，补脾养胃，生津益肺；西芹性味甘凉，具有清胃、涤热、祛风之功效，含较多的膳食纤维，能清肠利便。

百合在秋季采挖，正是当季新鲜食材。山药和百合一样，干品或鲜品都能食用。用来炒制时，选择的都是新鲜的。百合炒制是因为百合偏寒，炒制可缓和一点寒性。

整道菜既能照顾到肺、脾，也能照顾到大肠，就像秋天的露水一样，既给予身体滋润，又能对身体进行疏通。

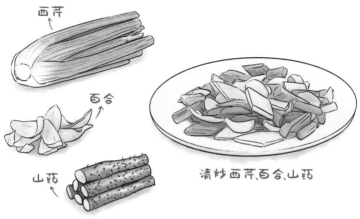

西芹

百合

山药

清炒西芹、百合、山药

材料

西芹······················· 2 棵
鲜百合····················· 3 个
鲜山药················· 250 克
盐·······················适量

灵活运用

也可放些胡萝卜或者肉碎、虾仁等。

做法

1. 将西芹的老筋撕掉，切成细丝，放入冷水中浸泡一会儿。百合洗净后剥开，山药去皮切成薄片状，也放入冷水稍稍浸泡。三者沥干后备用。

2. 锅里放入适量的油，先放入山药翻炒，接着放入西芹和百合，加入适量的盐，稍翻炒一会儿即可。

白露：天气转凉，肠胃开始变温热

　　白露节气，天气逐渐转凉，白天有阳光尚热，但太阳下山后气温就很快下降。到了夜间，空气中的水汽遇冷便凝结成小水滴，附着在花草、树木的绿色茎叶或花瓣上，呈白色，尤其是经早晨的阳光照射，看上去更加晶莹剔透、洁白无瑕，因而得"白露"美名。

　　这个时节，早晚都有凉意，温差大。如果住所周围有草地，会发现小草上有圆滚滚的闪亮露珠。这是天地之气开始交互肃降，在往回收起能量。春生、夏长、秋收、冬藏，人体也顺应着自然的节奏和规律：体内的阳气开始回缩、收敛，肠胃开始慢慢变得温热。

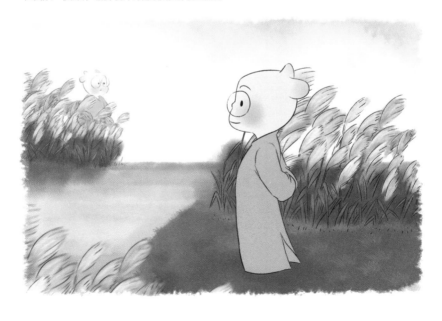

白露食谱：沙参玉竹麦冬雪梨汤，润燥补津液

　　秋天本来是秋高气爽的，但是北风一起，气温又还高着，就变成了燥，有很多人会出现口干、咽干、眼干、舌红、皮肤干燥等状况。这时，我们也可以如同天降露珠一样给身体来点滋润补津液的汤品。

　　说到补津液的汤品，沙参玉竹汤算是一个经典的汤品，如果再加入麦冬和梨，味道会更清甜。

　　沙参有南、北沙参的区别。煲汤的话，北沙参的口感好。它能养阴清肺、益胃生津，对肺热燥咳、咽干口渴很有疗效。

　　玉竹也是能养阴清热、润肺化痰、益胃生津的好食材。

　　麦冬有生津解渴、润肺止咳之功效。《神农本草经》将麦冬列为养阴润肺的上品，言其"久服轻身，不老不饥"。

　　梨是秋天的应季水果之一，能生津润燥。

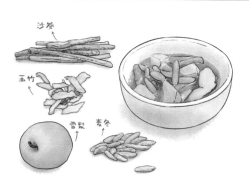

沙参
玉竹
雪梨　麦冬

材料

沙参·····················5 克
玉竹·····················5 克
麦冬·····················5 克
梨························ 50 克

做法

1. 梨切块，然后把 4 种食材放入小炖盅。
2. 炖盅内倒入适量水，大火煮开之后，小火炖煮 30 分钟即可。

宜忌

　　这道汤里用的都是药食同源的食材，整体上偏凉一些，建议风寒感冒者不要食用。

秋分：放下焦虑，使志安宁

秋分者，阴阳相半也，故昼夜均而寒暑平。风和日丽、晴空万里是对秋分天气的经典描述。此时，大部分地区雨季结束，凉风习习，进入宜人的节气。孩子和老人们在这样的节气里也会倍感舒适。不过，也有许多人感觉到秋天的萧条和肃杀，会有点感伤，或者有点心烦，甚至睡不安稳。

《黄帝内经》中说，秋天要"使志安宁"，宁就是让心神回归到身体里去。我们总说"秋收秋收"，就是指思想、情绪、情感都要往回收了。"宁"这个字很有意思，繁体的"寧"字上面的宝盖头代表家，中间是"心"字，下面的"皿"代表饭碗，最下面的"丁"代表人。

徐文兵老师这样解读"宁"字："你有房子，然后你的心神收回来了，家里有饭吃，家里有孩子，这种回归的状态就是宁。"

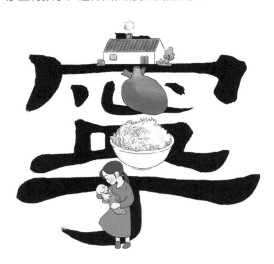

养孩子，最重要的是收回心神

我朋友嘉梅常说，她也知道要平和，但知道是一回事，做到又是另外一回事。她说孩子刚上一年级，每次看见孩子以奇慢无比的速度晨起、穿衣、吃饭时，她都暴跳如雷。

其实中医对待疾病的方法，在我们养孩子的时候也是可以借鉴的。中医治病，从来都不会简单粗暴。例如，感冒发烧了，中医的解决方法不是用外力去对抗病邪，去止住鼻涕或降低体温，而是帮助身体打开毛孔，让身体发汗，给予身体能量，把病邪从身体中赶出去。鼻涕该流就让它流，等身体排完病邪，体内秩序恢复，体温自然会下降，鼻涕也自然会消失。简单而言，生病时，解决问题的始终是身体，中医只是帮我们激活了自身的免疫力。

同理，孩子为什么拖延呢？或许是不知道迟到是怎么回事，或者就是孩子喜欢慢条斯理地做事。孩子拖延也好，生病也好，我们能做的只是陪伴、引导，给予有限的帮助，而不是替代，或成为驱使孩子的那部分外力。我们更多的是要帮助孩子找到自身的动力，这才是正确的路。

再回头看看"宁"的状态：有家，有孩子，有饭吃。我想这对大多数人来说都不成问题，但为什么没达到宁的状态呢？因为心神还没收回来。

我们没有意识到自己其实拥有很多，而我们很贪心，想要的更多。心神大部分不在自己身上，而总想着让孩子更优秀，想让孩子长得更高、更壮，想让孩子更聪明、学习成绩更好。

都说养孩子就是最大的修行，我们都会犯错，都会急躁和忧愁。养儿一百岁，常忧九十九。这也是做家长的必经之路。但孩子终会自己长大，珍惜他们现在的状态，找到养孩子的真正意义和乐趣所在。其他事情也是如此，收回心神，找到真正滋养自己的事物。

秋分食谱：甘麦大枣汤，养心安神的食疗古方

针对很多人悲秋、烦躁、不安宁的情绪，这次我推荐的是一道食疗古方，能让心神回归身体的"安神剂"——甘麦大枣。这个方剂具有养心安神、和中缓急的功效，也可以用于治疗孩子夜啼不安。

其中的小麦能养心阴、益心气、安心神、除烦热；甘草可补益心气、和中缓急；大枣甘平质润，可益气和中、润燥缓急。

熬出来的汤清甜，既有小麦的清香，也有大枣的厚实香气，能让人感到安宁。这个汤可以当成日常的茶水，跟家人一起慢品。

秋分日，阴阳各半，平和以待。愿我们都能常保持内心欢喜与丰富，神安、气宁、形稳。

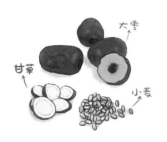

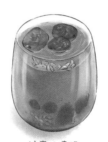

甘麦大枣汤

材料

甘草……………………9 克

小麦 …………………… 15 克

大枣（去核取肉）………10 枚

做法

1. 把小麦、甘草、大枣放入锅里，加入适量的水，大火烧开。
2. 再转小火煮 45 分钟即可，熬成的汤分 3 次喝。（小孩饮用则减为甘草 3 克、小麦 5 克、大枣 4 枚）

灵活运用

这道汤适合大多数人，包括孕妇和小孩。但如果舌头满布厚苔，痰湿重，加上烦闷不已，请勿食用。建议找专业中医调理。

寒露：
寒凉湿冷，并不都是"坏"的

自从学习中医后，我会特别地留意"寒"。日常起居注意避寒，饮食也避寒，水果只吃应季新鲜的，汤汤水水也避免寒凉。

我们经常重复地讲孩子要避免寒凉生冷，吃东西也好，服药也好，孩子不能接受太多偏寒凉的东西。

但很多人就误解了一点，认为不论哪种情况都应该不吃寒凉药。其实，当身体需要的时候，该吃寒凉药就吃。那很多人就迷糊了，一会儿说不能吃，一会儿又说能吃，搞不明白了。

搞不明白很正常，因为用药是很严肃的事情。我们看方子，也不是以单味药来看，而要从整体着眼。

从整体着眼，看懂中药方

其实，中药配伍使用的方子是一个团队。团队里面的各味中药，所谓"君臣佐使"，代表其在团队里的地位及加入团队后所起的作用的变化。以葛根芩连汤为例，葛根是"大老板"，甘辛平凉，它代表治疗的主要方向——升津液，解表清热；黄芩、黄连是"中层管理者"，负责帮助"老板"，它们性味苦寒，能降火，可以把上焦的火降下来。葛根是从肠胃里升起津液，黄芩、黄连负责把肺和大肠的热降下去，人体秩序恢复了，热也就退了，腹泻也止住了。团队里还有炙甘草负责"行政工作"，调和诸药，补津液、护住中焦。

不只是葛根芩连汤，拿出任何中药方，我们都需要从整体来看。例如，小柴胡里有寒凉的黄芩，或者保和丸里有寒凉的连翘，但不代表这个团队是寒凉的，相反这些团队都是偏温和的。

中药以偏纠偏，就是用中药的偏性去把身体偏了的状态纠正过来。当身体偏于寒，那就用热药；当身体偏于热，就用寒药。但实际情况是人体很少单纯寒或者单纯热，寒热错杂时用药需要寒热并用，至于寒多还是热多，则要具体情况具体分析。

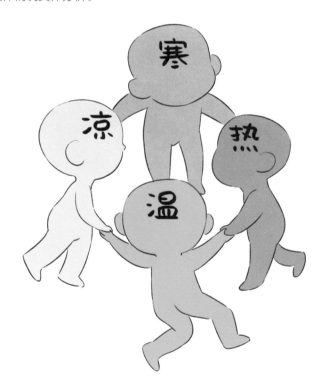

中药性能，简称药性，包括了四气、五味、升降浮沉、归经、有毒无毒等。四气包括了寒、凉、温、热。我们说的寒性只是中药四气里的药性之一。

也就是说，看一味中药要结合很多方面，如酸、苦、甘、辛、咸五味，还有药物在人体的作用趋向——升降浮沉，而不是单单以四气的寒或热来评判。

在中成药说明书上总会印着一句话"请仔细阅读说明书并在医师指导下使用"。我们知道用药也是一件需要谨慎对待的事情，不能随意给孩子用药。如果自己不能判断或者有疑惑，请找专业的中医咨询。就算是学过中医的人在使用前也要仔细地辨证，然后认真地选择合适的中成药。

如果使用不当，寒凉药会伤害阳气，温热药也会伤津液、耗气血。寒凉药的"性格"是冷静淡定，有时会冷酷、严厉些，能把人体过快、过急的能量往回拉、往回收，或者往下排。阳气充足的孩子，一生病，身体排病反应就会迅猛一些，若是积滞得久些，身体就容易有热，这时就需要寒凉药的帮助。所以儿科用的中成药大多都是清热解毒、凉降的药，也是有它的道理的。我们看寒凉药要像看温热药一样，正确运用，以帮助人体。如果错误运用，不管是深受大众喜爱的人参还是阿胶，都是会伤害人体的。

看待事物要中正平和。看中药如此，看季节也是如此。以前，我体寒怕冷，不喜秋冬，但自从知道秋收冬藏，秋冬是关爱自己的季节，能让人体把心神能量都往回收、往回藏，以留待来年成长所需，就发现秋冬也变得可爱起来。寒露凉风起，人也要变得更平和清净。

寒露食谱：腐乳焖冬瓜，专治吃饭不香

这里我想推荐的食材是冬瓜，冬瓜是秋天收获的，味甘、性寒，有清热、利水、消肿的作用。冬瓜含水量足，也可以生津补液。冬瓜和寒露节气一样，偏凉些，适合给容易有热的孩子食用。

考虑到要给孩子配菜用，我们一起做道腐乳焖冬瓜。腐乳被称为"东方奶酪"，性平、味甘，所含成分与豆腐相近，能开胃、消食、调中，可用于病后纳食不香、小儿食积等。腐乳焖冬瓜口感软绵清甜，有独特的腐乳香气，

易消化，适合全家人一起吃。

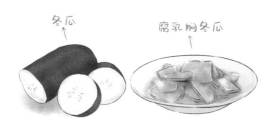

冬瓜

腐乳焖冬瓜

灵 活 运 用

　　如果孩子喜欢蒜香味,可以加入蒜蓉,或者加入虾仁、干贝等。

材 料

冬瓜······················· 适量
腐乳······················· 适量

做 法

1. 冬瓜去皮切片。锅内倒入少许油,热油下冬瓜后翻炒,翻炒到冬瓜变得稍透明(翻炒可以去掉一些冬瓜的寒气,其他偏寒性的食材也可以通过炒制去寒)。

2. 放入适量的腐乳,把腐乳用锅铲弄成糊状,再放点水焖到冬瓜软绵为止。

霜降：进补的正确之道，先看看孩子是虚还是堵

不知不觉中，霜降到了。"秋冬一进补，春天能打虎。"我们都知道秋天和冬天是一年中最适合进补的两个季节，在秋冬季节进补则事半功倍。

民间又有"一年补透透，不如补霜降"的说法。于是，很多家长都想用各种办法在霜降前后给孩子补身体。

"我能给孩子吃冬虫夏草吗？"

"我能给孩子吃海参或者太子参吗？"

"我能给孩子喝点人参鸡汤吗？"

……………

我收到过很多家长类似的询问。同为家长，我很理解这种心情，总想把世界上最好的东西都给自己的孩子。大家都希望趁着适合补的时候，把身体调整到气血充盈的状态，让孩子抵抗力、免疫力都增强。

但在这之前，我们需要先了解：为什么霜降更适合补？为什么秋冬适合补而不是春夏？为什么要补？怎么补？

秋收冬藏，营养更容易被吸收、储存

《黄帝内经》记载："春生、夏长、秋收、冬藏，是气之常也，人亦应之。"春夏养阳，秋冬养阴，在炎热的夏天，人体耗损大，进食也较少。当

天气转凉时，天地之气往地下收，人的气机也从春夏的往外发而变成往里收。气血重新收回身体，不少人的胃口也开始变好。

霜降时节是秋冬气候的转折点，也是阳气由收到藏的过渡。地里的蔬菜瓜果因温差和地气回收也格外香甜。人出汗较少，体内代谢下降，体力消耗减少，摄入的营养物质也容易被吸收和储存，从而发挥较大的功效。秋冬时节进补能固本培元，使身体正气恢复，而且有利于驱病祛邪，使体内的气血、津液得到充实。

孩子身体不是虚，而是有淤堵

关于为什么要进补，中医的原则是虚则补之。也就是说，虚了，该有的没有，才能补。

那么，我们的孩子是真的虚吗？从我接触过的那么多孩子来看，大多不是真正的虚，而是淤堵。

打个比方，气血是河水，经络脏腑是河道，孩子不是气血少或者没有气血，而是经络脏腑的河道堵了，出现淤泥、石块，从而造成河水（气血）流量小，或者根本过不去，有淤堵的地方就会有症状表现出来，如扁桃体发炎、胃口不好。

这个时候，要做的是疏通河道，再给河水一些动力即可，而不是单纯地想着加大河水（气血）的流量。但很多人只顾着给孩子吃高营养的食物，而忽视保持河道的通畅，结果造成河道更堵了，吃进去的食物运化不了或者吸收不了，孩子出现食欲差、消瘦、大便秘结或稀软等症状。

河道里的垃圾堆久了，身体会想办法清理，如果清理的力度大到出现症状，那么身体就会生病了。

所以，在给孩子进补之前要先判断一下孩子的身体是真的虚还是有淤堵。有淤堵的孩子通常大便都不好，大便通常量偏少、颜色深、发硬或稀软，

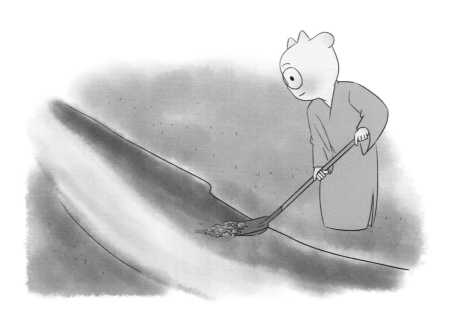

胃口也差，容易出现中、上焦的热症，如口腔溃疡、咽喉红肿、口臭、烦躁不安、舌苔厚腻。对于这些孩子，我们首先考虑的是要疏通身体。

孩子以通为补：把堵通开，就是进补

中医认为小儿少用补益。孩子生机旺盛，脏腑娇嫩，以通为补。日常喂养要在孩子的消化和吸收范围内，也就是采用我们一直提倡的反馈式喂养的方法，让孩子先有一个通透的身体，然后才能更好地抵抗外邪，更好地消化和吸收各种食物。

孩子以通为补，而药补不如食补，绝大多数的孩子不需要太多偏性强的药来调理身体，关注日常饮食才更重要。

霜降要吃防秋燥、接地气的食物

霜降是秋季的最后一个节气，此时天气渐凉，秋燥明显，燥易伤津。养护的重点首先要重视保暖，其次要防秋燥。食疗、食补应尽量选择药食同源、偏性较小的食材。

因此，霜降节气给孩子食补首先是选择能润肺的白色食材，如百合、山药、莲子、芡实等；其次是吸入地气精华的食材，如红薯、土豆、萝卜；水果可以选择应季的苹果、梨、柿子。

再次强调的一点是主食就是主要食物，每次进餐都要让主食占最大分量，其次是蔬菜，然后才是肉蛋。

如果常年以菜和肉蛋为主，主食摄入量不足，就无法产生足够的气血，气血不足就容易生病，脸容易出现菜色，孩子也会消瘦。此时再吃大量肉、蛋、奶、水果，河道（经络脏腑）会更加淤堵，气血更不能顺利通过，进而产生恶性循环。想要打破这个恶性循环，家长就要改变喂养方式，坚持反馈式喂养。

神补比食补还重要

孩子以通为补，神补比食补还重要。神气足的孩子身体更通透。注重神补也就要求我们，除了关心孩子的吃穿，更要多观察孩子的精神状态和情绪。尤其6岁前的孩子，特别需要家长的全身心爱护。霜降节气，天气干爽，可以在阳光明媚的日子陪孩子去郊游、爬山，感受秋天的尾声。

霜降食谱：玉米粒粥，让孩子的肠胃通透

这里给大家推荐的节气食物是玉米粒粥。选一两根新鲜玉米，和孩子一

起手剥玉米粒，然后熬出一锅香气四溢的玉米粒粥。既照顾到孩子的身体，又能让孩子体会到自己劳作的幸福。

我有个侄女，出生时体弱，到两三岁时出现严重便秘，她爸爸到处寻医问药，试遍了各种办法都无法治愈。后来，有位老人提供了办法，试试给孩子喂玉米。于是她的爸爸天天蒸玉米或者熬玉米粒粥给孩子吃，侄女的便秘逐渐改善了。

玉米甘平无毒，能调中开胃。玉米富含营养，还有能够促进胃肠道蠕动和通便的膳食纤维，非常适合给孩子"以通为补"。由于膳食纤维是粗纤维，难以消化，摄入过量也会造成肠胃负担。所以，配上大米来熬粥是最好的选择。

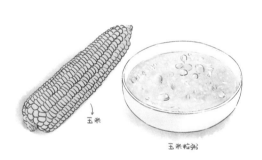

玉米

玉米粒粥

材料

鲜玉米······················ 1~2 根
大米······················· 适量

做法

1. 手剥玉米粒，将剥好的玉米粒盛在碗里洗净。
2. 将大米淘好，加适量水。
3. 按照以往习惯的煮粥方式，把大米和玉米粒一起混合煮1~2 小时即可。

秋冬养阳专栏：秋收冬藏宜补养

秋冬养阳，吃甘温的核桃来补肾温肺

在闭藏的秋冬季节里，身体阳气回收，气血往里走，消化能力相对增强。此时，适合孩子们的食物的特点是：既能够满足生长发育、增强体质，又能预防疾病。

那么，满足上述条件的食物除了集植物精华于一身的种子——谷物之外，还有同样秉承天地之气的坚果。我的朋友红红有次问我，有什么食物吃了可以让她的儿子乖乖地做作业、不再尿床，鼻炎也能少一点发作，还能保护视力？我思考了很久，终于有了答案。

答案就是坚果。冬天除了吃主食外，还可以适当地吃些坚果。坚果，如板栗、杏仁、花生、瓜子、腰果等，一般都营养丰富。而且这些坚果大多在秋冬季节采摘，应季而生，应季而食，这是大自然爱护人类的方式之一。

中医认为，植物精气最集中的种子大多可以入中焦，有些还能入下焦，补养人体的肾气，比如药食同源的核桃。

中医认为，肾跟生长发育（生殖系统）、骨骼成长（骨和牙齿）、智力发育（脑）有着密切的关系。肾又对应冬季，所以在冬天吃核桃是很适合的，有利于孩子的骨骼、牙齿及大脑的生长发育。

同时，阳气足、肾精足的人遇事不易受惊胆怯，处事淡定而坚韧。红红的儿子易尿床、有鼻炎及视力问题，这都跟阳气虚和下焦能量不足有关。秋冬养阳，吃甘温的核桃来补肾温肺，正好能够解决问题。

核桃很好，但它是温性的，孩子有热症，如痰黏、喉咙发红肿痛、口干口苦、嘴唇发红、舌红苔黄、大便干硬且臭等，就暂时不要吃，待症状消除之后再吃。而虚寒咳喘、寒性便秘的孩子则可以多吃一些。

核桃的吃法有很多，我首推的是盐水煮核桃。酸苦甘辛咸，五味入五脏。咸味入肾，咸味最容易作用于肾，所以咸味适度就可以养肾。

盐又称食盐，性味咸寒，能强筋骨、清火、凉血。盐可以稍稍中和一下核桃的温性，让盐水煮核桃更适合大部分人食用。带点咸味的核桃仁嚼起来也更香甜，水煮后更清淡，吃了也不易上火。

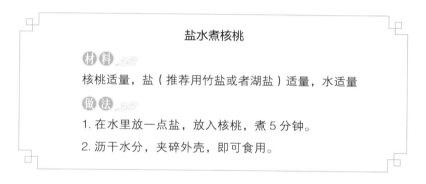

盐水煮核桃

材料

核桃适量，盐（推荐用竹盐或者湖盐）适量，水适量

做法

1. 在水里放一点盐，放入核桃，煮 5 分钟。
2. 沥干水分，夹碎外壳，即可食用。

萝卜，堪称秋冬的最好补品

到了秋冬，大自然把阳气收回来，这个时候的蔬菜瓜果就会吸收更多的阳气，味道也比夏天更加甘甜。秋冬起寒风的天气里，适合在家和孩子一起做一些好吃的。

都说秋冬是滋补的季节，而得土气厚的根茎类蔬菜，如萝卜，就是秋冬最好的补品。

◎ 清蒸萝卜丸子，润肺补脾

萝卜入肺经、胃经，能消积滞、化痰热、下气、宽中，萝卜具有很强的行气功能，还能止咳化痰、除燥生津。

这里我推荐用萝卜来做素丸子。清蒸的素丸子用的是应季食材，再加上家人的参与，处处透着家的温馨。

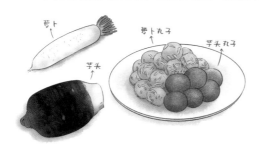

材料

萝卜	500 克
香菇	适量
葱	适量
淀粉	适量
盐	适量
胡椒粉	适量

灵活运用

把萝卜换成芋头，做芋头丸子也很好吃。

还可添加猪肉、虾米、鱿鱼：将猪肉剁成肉末，加入少许淀粉，用生抽拌匀。鱿鱼切丁。起油锅，放入鱿鱼爆香，再放肉末翻炒，盛出混入馅料即可。

做法

1. 萝卜削皮，擦成丝备用。葱切成葱花，香菇切成香菇丁。
2. 起油锅，爆香葱花和香菇丁。
3. 另取一锅，加适量水，萝卜丝下锅，加少许盐，将萝卜丝煮软后关火。倒出水，待萝卜丝凉后，用手抓干水分。
4. 把抓干水的萝卜丝加入爆香后的葱花和香菇丁，再加适量淀粉、盐、胡椒粉，搅拌均匀。淀粉应慢慢加入，搅拌好的状态应该是正好可以团成形的糊状。淀粉不要加得太多，否则蒸出来的丸子会太硬。
5. 将其握成一个个圆球状的丸子，摆入盘中。
6. 最后，丸子冷水上锅，水开后再蒸 10 分钟，立刻揭开盖，即可食用。做得成功的丸子稍微变凉后，可以用筷子夹起来而不散。

◎ 把食材做成丸子，营养高好消化

经过研磨和搓揉的食物改变了分子结构，所以比原来更易消化，但比起流食和糊状食物来说，丸子又加大了食物的密度，给孩子增加了咀嚼机会，能提供更多的营养和能量。这正好迎合了孩子对食物好消化且高营养的要求，可以经常给孩子做丸子吃。除了白萝卜和芋头，淀粉含量高的食材都可以做成丸子。

随着对中医学习的深入，我越来越喜欢圆形，尤其喜欢孩子肉乎乎的脸蛋，那是个饱满的圆，让人感受到蓬勃的生机。太极是圆的，地球是圆的，太阳也是圆的。二十四节气就是太阳从不同角度对地球的照射产生不同热度的圆周运动，从而导致的气候及温度的变化。天人感应，人体感应宇宙天体，人体是一个小宇宙。 人体也是按照自然的规律，完成生命的生长与收藏的能量运化。

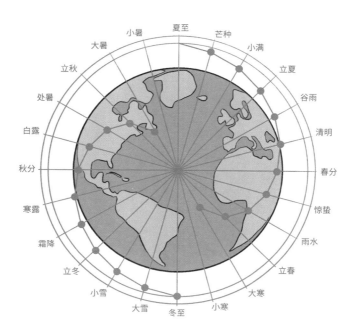

桂花茶：用香气唤醒身体、提振阳气

"听说神无法无处不在，所以创造了妈妈，即使到了妈妈的年龄，妈妈的妈妈仍然是妈妈的守护神，妈妈这个词只是叫一叫，也触动心弦。"这是电视剧《请回答 1988》里的一句话。

在力不从心和疲惫的时候，我会想起我的阿婆。她养了九个子女，她小小的个子，瘦瘦的，从我有记忆开始，她的头发就已经全白了。

阿婆她一个字都不认识，可是活得明明白白，对每个小孩都一样疼爱。我没有听她说过带娃的艰辛，也从来没有听她抱怨过。她的孩子们，也都是入得厨房出得厅堂，农活、家务样样都打理得很好。

孩子们打小就喜欢跟在她的身后，看着她发豆豉，晒萝卜干，捡大米里的沙子。阿婆的名字里有个桂字，她很喜欢桂花。在老家门口的桂花树开花的时候，她就摘一些，放在口袋里和房间里。

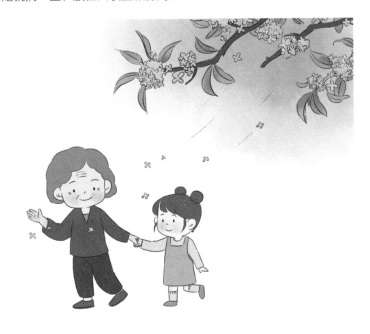

桂花是低调得找不见的小花，像那种身材娇小、能量却让人惊讶的女子。我总是觉得，桂花和我阿婆是有缘的，都是小小的，但都散发着悠远的香气。

桂花有在春天开的，有在秋天开的，还有每个月都能开的。古人起名字也是别致得很。开白色花的叫银桂，开黄色花的叫金桂，开红色花的叫丹桂。

如果家里有桂花树，可以在树下铺好餐布，用棍子把桂花敲下来。不过，我更喜欢带着孩子一起，在阳光明媚的天气里，早早地站在桂花树下，慢慢地摘桂花。仰着头，一点点地摘下花蕾或者刚开放的桂花，晒着早晨的太阳，感觉好像把带着香气的能量聚在了一起。

采摘之后，把花阴干，去除杂质，密闭贮藏，防止香气流失和受潮发霉。最好拿个罐子密封起来。不然香气散失了，功效也大大减少了。

桂花辛温，能化痰、散瘀，可以用它泡茶或者浸酒。如果孩子受寒腹泻，可以取一块布加热，再包进桂花，热敷肚子。

桂花还可以制作美食，比如桂花糕、桂花蜜、桂花酒等。但是，我喜欢的是桂花茶，遇到热水的桂花就像是开始第二次生命，能完全地把桂花的香气和淡淡的甜释放出来。

用花做茶大多会寒凉，花茶最好不要单独喝，需搭配其他食材调和药性。但桂花是性温的，它的香气可以钻到那些瘀滞的角落里去化瘀：能散到脾胃，唤醒麻木不振的脾胃；能钻到肝经，祛除阴寒，让沉郁的肝气和心情得以舒展。

这里推荐的桂花茶适合大人和孩子一起品尝。桂花配上一点甘草和冰糖，将桂花的辛温和甘草的甘味配合，能很好地提振阳气。对于寒咳有不错的疗效。如果有痰多的症状，茶里可以去掉冰糖。

桂花茶

 材料

半开的桂花或花蕾一小把（3克左右）、冰糖一小块、甘草5克（一人份）

 做法

把桂花、冰糖、甘草放入保温杯，倒入热水，等待5分钟后就可以品尝了。

 温馨提示

桂花不能多，否则香气会太浓。用干桂花泡茶，茶味更清爽。用新鲜的桂花则更浓香，可按自己的喜好来选用。

我经常会收到一些妈妈的留言，跟我说觉得自己不是一个好妈妈。其实像我的阿婆，像我们的祖辈们一样，妈妈们都是倾尽全力在养育孩子长大的，从成为母亲的那天起，妈妈就放弃了从前的任性，担起养育生命的使命。妈妈们，就如同小小的桂花，小小的身体里藏着强大的能量。在桂花茶温柔香浓的气息里，跟自己说一声："辛苦了，你已经做得很好了。"

第七章

用冬天的"收"
藏好能量

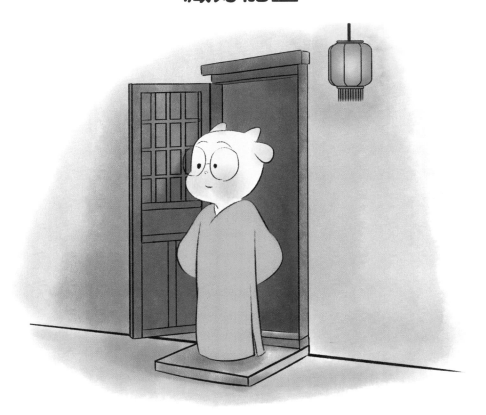

立冬：立冬藏得住，来年长得好

立冬到了。《月令七十二候集解》记载"立，建始也。冬，终也，万物收藏也"，这是冬天的第一个节气。冬天主藏，储备能量以待来年春天生发。那么，要怎么做才能帮助孩子在冬天储备能量，在来年春天加速长高呢？

储备能量要神和形两方面都兼顾，也可以理解为精神和物质两个方面。这次我们着重来讨论物质方面。有家长说："还是想给孩子补冬啊，怎么补一补？"为此，我思考了很久。既然孩子以通为补，那什么能对孩子的身体有疏通和补养作用，又不会造成身体负担加重呢？

答案就是生活习惯和饮食。

对于孩子来说，冬天最滋补的就是阳光和睡眠

某个阳光明媚的清晨，我带着孩子在上学路上晒太阳时突然想到这个古今医学都推崇的补养方法，其实，《黄帝内经》就有记载："冬三月，此谓闭藏。水冰地坼，无扰乎阳，早卧晚起，必待日光。"就是说要顺应冬之气，冬天天气转冷，以藏为主，人要防寒、防风、防冻，早睡晚起，等待日光。

简而言之，对于孩子来说，冬天最滋补的就是阳光和睡眠。晒太阳不仅能促进孩子骨骼长得健壮结实，还能补养经络脏腑，增强体质。身体的深度修复靠的就是睡眠。一夜到天亮睡得安稳的孩子势必身体各方面机能的运转都均衡，生病少，情绪也稳定。

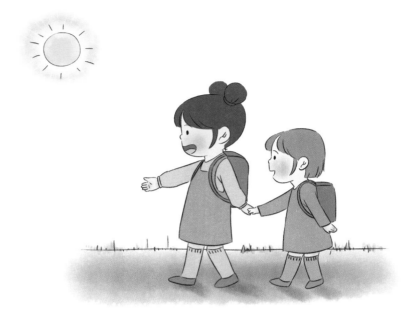

所以，早点让孩子上床睡觉，有空多带孩子晒太阳，就是冬天补养孩子的最佳方式了。

无论南北，立冬都吃祛寒食物

立冬开始，对孩子饮食方面的养护可以适当地调整一下。进入寒冷的季节，南北各地的民众都倾向于吃可以祛寒的食物。

立冬在闽中俗称"交冬"，意为秋冬之交。在广东的潮汕地区，立冬要吃甘蔗、炒香饭。在汕头，立冬吃用莲子、香菇、板栗、虾仁、胡萝卜等做成的香饭，这些也都是温热的食物。而在北方，立冬吃饺子。除此之外，菠菜、大白菜、玉米、芝麻等也是不错的立冬食物。

萝卜是个宝，既通又补非它莫属

这里我推荐的是既通又补的应季蔬菜——萝卜。"十月萝卜赛人参""冬吃萝卜夏吃姜"，到了吃萝卜的季节了。

萝卜性凉，味辛甘，能消积滞、化痰热，具有很强的行气功能，还能止咳化痰、除燥生津。

广东客家地区的土萝卜不像东北的大萝卜那么粗大，而是细长条形的，

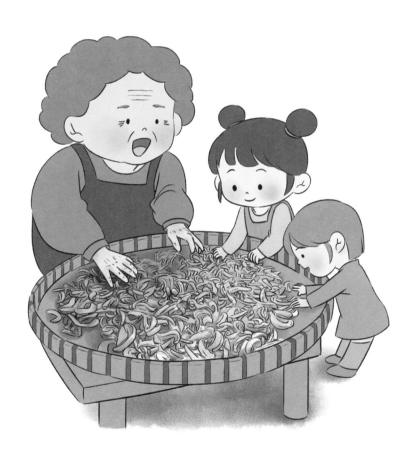

我们叫雪萝卜。我小时候，阿婆总会挎着一篮子雪萝卜到溪水里清洗，回家后把雪萝卜切开，我再帮忙晾开。

黄昏时，阿婆就会收起萝卜条，放在大竹筐里，铺一层萝卜条放一层盐，然后放好秸秆盖住，压上石头，萝卜遇到盐就会自然地流失水分。第二天，阿婆又带着我把萝卜条拿出来晾晒，到了黄昏，萝卜条变软了，撒上盐揉搓。阿婆还会让我在大竹筐里使劲踩萝卜条。

这样过了几天，萝卜干就做好了。阿婆做的萝卜干香到没法形容。萝卜干脆脆的，用蒜蓉炒一盘，配上一碗大米饭，就能吃得很满足。

后来，我妈妈冬天制作萝卜干，带着我的孩子一起晾晒，我仿佛见到了当年我和阿婆在一起的情景。中国传统食物的制作就是这么一代代传承下来的。

萝卜可炖、可炒、可焖，还能做成萝卜丸、萝卜饼等。如果孩子轻度积食、有点儿口臭、肚子稍胀，可以用半根萝卜煮水喝；如果积食和咳嗽，可以用萝卜加陈皮煮水；如果有点感冒，可以用萝卜配一把香菜和几片生姜煮汤。

萝卜真的是很好，但不能吃得过量。用于个人身上时还是得辨证。新鲜萝卜偏凉性，如果孩子患有寒凉咳嗽或者寒性腹泻，应该少吃或不吃，或者用姜炒过再吃。

立冬食谱：萝卜炖锅，补冬祛寒

立冬要补冬，这里我推荐的立冬美食是萝卜做主料的炖锅。冬天不仅是吃萝卜的季节，还是吃砂锅菜的季节。暖乎乎的砂锅菜绝对是冬天的必备菜之一。一家人围在一起，砂锅里冒着热气，人的身心都是暖的。

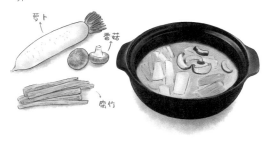

萝卜

香菇

腐竹

萝卜 ························· 1根
腐竹 ························· 适量
香菇 ························· 5个
盐 ··························适量
香油 ·······················适量

灵活运用

　　也可以放入香菜、芹菜、肉丸、干贝等，或者熬排骨汤做汤底。

做法

1. 萝卜削皮切块，放入砂锅里，加适量的水，大火烧开，再放入腐竹、香菇，小火焖煮30分钟。

2. 出锅后放入适量的盐、香油即可。

小雪：照顾好孩子，也调理好自己

借助天时，跟孩子一起成长

小雪到了，此时的北方是冰天雪地天气寒，而南方是北风呼啸，同时会有阴雨绵绵。

在这种节气里，防寒保暖肯定是养护孩子的重点。许多孩子冬天手凉脚凉，我们给孩子选择衣物时应注意既要保暖又要透气，最好还要轻薄些，太厚重的话孩子会不喜欢穿。睡前，我们可以和孩子一起泡泡脚，全身心都暖乎乎地带着孩子上床，一起在暖暖的被窝里睡个好觉。

冬天天气寒冷，阳气回收至体内，消耗能量也多，孩子的胃口会比夏天更好。孩子胃口大开时，我们还是要坚持反馈式喂养，观察孩子的睡眠、大便、情绪以调整饮食。

如果孩子出现腹胀、嘴唇发红、口臭、大便不通畅、睡觉爱翻滚或者趴睡、跪睡等情况，则需要考虑喂养是不是已经超过了孩子的消化和吸收能力。首先做的应是调整饮食，然后才是考虑是否用食疗或者中药进行调理。

小雪是个富有诗意的节气名。但是，有了孩子之后，再有诗意的节气，我们想的也是如何利用天时来更好地养孩子。

红薯，被小瞧了的补益神物

做中医育儿推广的这些年，我认识了很多在育儿路上努力的妈妈们。她们跟着孩子再一次成长，再一次去体验生活。为了这些可敬可爱的妈妈们，在小雪节气里，我推荐的美食是红薯。它既能减肥又能补充足够的能量，不仅顶饱，还能像阳光一样带给我们全身心的温暖。妈妈们照顾孩子的同时也应调理好自己的身心，这也才能更好地陪伴孩子。

红薯这种作物的适应力很强，不挑地，产量高，储存方便。生命力顽强的作物往往对人体的补益作用也相当大。

《本草纲目》记载它具有补虚乏、益气力、健脾胃的作用。红薯煮粥是非常适合孩子食用的，在大米粥里加入切好的红薯粒，米粥香和红薯香混在一起，温暖且香甜。但红薯会在胃中产生酸，胃溃疡和胃酸过多的人不宜食用。而且红薯含有氧化酶，会在人的肠胃内产生大量的二氧化碳气体，易使人腹胀。为了避免出现这些问题，可以把红薯煮进粥里，或者在餐前、餐后吃，避免空腹吃，一次也不要吃过多。

红薯的做法非常多，蒸、煮、烤、焗都可以，还可以煮成糖水。孩子感冒时通常没有胃口，可以做紫苏红薯糖水，用1根红薯，加适量紫苏、姜和大枣煮水，既开胃又能治感冒。

这里我推荐一种懒人做法，比蒸出来的更甜，姑且就叫焖红薯吧。把红薯洗干净，放入电饭锅或者高压锅，放一小碗水，调成煮饭模式。经过水的软化，这样做的红薯软绵香甜，更加适合孩子食用。如果不喜欢红薯，这样的做法同样适用于新鲜的山药或者板栗等。

在寒冷的小雪节气，一家人围在一起吃着暖乎乎的红薯（或山药、板栗），身心也是暖的。愿大家在有诗意的小雪节气里生活得更美好。

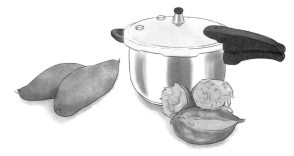

大雪：
天气极寒的时候，更要小心内热

大雪，万物冬藏，春始来。此时的天气严寒，正处于阴气极盛的时期，阴气盛极而衰，阳气开始萌动。冬天到了，春天就不远了。

无论南北，冬天都得补津液和清热

南方的冬天不下雨时很干爽，但温差大，早上气温低，到了中午气温又升得很高。即使到了大雪节气，温差也还是很大。南方是天气情况造成的温差大和干燥。而北方是暖气造就的温差大和干燥。所以，无论南北，在孩子的冬日养护上，很重要的一点是要准备穿脱方便的外套，既要防寒又要避热。

孩子喜欢跑动，穿着厚厚的衣服热了会出汗，在阴凉的地方，北风一吹，容易受寒。而冬天孩子胃口相对好些，吃得丰富些，受寒后身体里气血不足，影响消化。加上天气干燥，所以一生病容易唇红、唇干，出现感冒加积食、感冒加呕吐、发烧加干咳等症状。这时候就需要补点津液，温和地清热。

为什么冬天要吃大白菜？

大白菜比其他叶类蔬菜大很多，具有清热除烦、通利肠胃、利尿的作用。

《本草纲目拾遗》记载"白菜汁，甘温无毒，利肠胃，除胸烦，解酒渴，利大小便，和中止嗽""冬汁尤佳"。

大白菜是在秋冬收获的，所秉受的是秋冬的收降之气，它和冬天注定有着难以割舍的缘分。大白菜富含汁液，不仅能养人体之阴，还能疏通经络以养脾，更有宣补肺气、通肠轻便的功效。

中国民谚云："鱼生火，肉生痰，萝卜白菜保平安。"鱼、肉虽好，但吃多了容易导致内火蓄积，体内津液代谢失常。相比之下，看似清淡无味的萝卜、大白菜却是食疗一体的好食物。

从营养学的角度分析，大白菜含有丰富的维生素、膳食纤维和抗氧化物质，能促进肠道蠕动，帮助消化。而且，大白菜的维生素 C 含量高于苹果和梨，与柑橘类相同，而且热量低得多。收储的大白菜在自然环境下存放大半年也不易烂掉。可见，大白菜的生命力非常顽强。

大白菜没有辜负大自然的秋冬之气，它好似无所不能。大白菜可以炖肉、包饺子，还可以拌凉菜、清炒、腌制。它还能收储起来，留待漫长的冬季食用，能从秋末一直吃到开春。

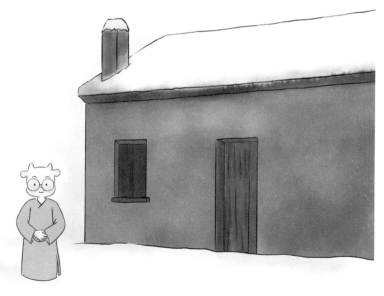

大雪食谱：白菜心黄豆水，治干咳的经典古方

大雪节气里，我推荐的是补津液、除烦热的两种食物的搭配——白菜心黄豆水。大白菜、黄豆对应秋冬之气，就是这个时段的应季食物。

黄豆味甘、性平，具有健脾宽中、清热解毒、润燥益气的功效。黄豆中的膳食纤维则是人体中的"清洁工"，对人体产生的"垃圾"发挥着十分重要的清理作用，它可以把难以消化的食物变软而使其易于分解，能够促进人体的肠道蠕动，加快排泄的速度。

黄豆和白菜心搭配在一起，综合了两者的优点，能够补津液、养脾胃，还能润肺润肠、促进通便。

白菜心黄豆水是一个经典古方，不少中医都推荐用它来给孩子治疗干咳、痘疮或者疹子。针对大雪节气孩子容易出现的状况，或者作为日常食用，这个方子都是可以用的。还可以把它适当变通一下：对于脾胃虚寒的人，可以适当加一点生姜或黑胡椒；对于气虚易感冒的人，可以加党参、黄芪。

一碗下肚，胃里暖暖的、清清爽爽的，有种气补足了的感觉。这两种食材都是很常见、很温和的食物，适合孩子冬天经常食用。顺应天时，吃应季的食物就是最好的养生方法。

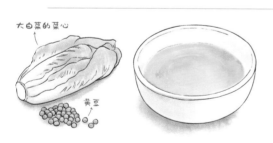

大白菜的菜心

黄豆

灵活运用

如果孩子没有冬燥、大便秘结、嘴唇发红、长疹子等症状，那么还可以加入排骨汤、香菇或者肉丸子、香菜等。

材料

黄豆……………………适量
白菜心…………………适量
盐………………………适量

做法

1. 把黄豆提前泡好，放在砂锅里，加适量清水，大火烧开后调小火，煮半个小时左右。
2. 倒入切好的白菜心，煮8~10分钟，最后加入适量的盐即可。

冬至: 放下那些扰乱我们心神的事情

养孩子，心要与孩子同在

冬至是二十四节气中最早被制定的节气，是值得我们来说一说的。自冬至起，白天一天比一天长，阳气回升，代表下一个循环将要开始，是大吉之日。"冬至大如年"，有些地区的人们仍然遵循古代传承的习俗，把冬至当成春节那样，游子归乡举办祭祖、家庭聚餐等活动。

《后汉书》记载："冬至前后，君子安身静体，百官绝事。"古人在这天要放假休息，亲朋好友以美食相赠，相互拜访，欢乐地过一个"安身静体"的节日。

安身静体与冬藏养精的原则是一致的。放松身心，大家一起享用美食，到各自的家坐坐。古人就是这样温情浪漫，懂得中医养生。

而现在的人们在家时却想着工作，心思并不在家人身上，或者说并没有完全放到家人身上。养孩子，心要与孩子同在。身安，体静，暂时放下那些扰乱我们心神的事情，在家里，我们就只是孩子的父母，不是别的什么角色，静静地享受为人父母的时光。我觉得这才是"冬藏"的本质意义。

冬至时节，身体的营养吸收率最高

冬至时节，阳气初生。天寒地冻，应天地之气，人宜静而不宜动。为护

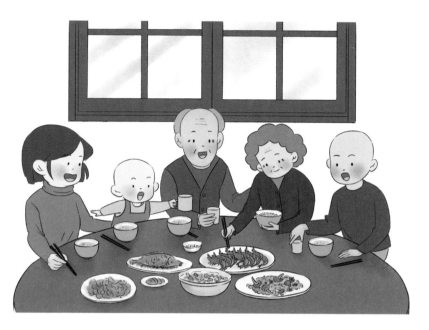

好刚刚萌发的阳气，我们可以放松心情，调节情志。如果为家人做一份美食一起享用就再好不过了。

这个节气中人体内阳气蓬勃生发，最易吸收外来的营养。吃进去的食物，人体能够消化，能够吸收转变为身体需要的能量和物质，剩下的残渣及消化"垃圾"能够排出体外，这样的身体才是通透的。

我们日常吃的每一种食物都营养丰富，对身体好处多多。但并不意味着每一个人都能够很好地消化和吸收吃进去的营养食物。

打个比方，鸡蛋营养丰富，不论是水煮蛋、蒸蛋还是煎蛋，口感和味道大都令孩子喜欢。很多人喜欢给孩子每天吃一个鸡蛋。但是，有些孩子，特别是 1 岁以内的孩子，脾胃还很稚嫩，一天吃一个鸡蛋容易超过他们自身的消化和吸收能力。于是，孩子就会出现大便少而干、口臭、睡觉翻滚或者食欲减退等状况。在这样的情况下，食物对于孩子就谈不上有营养了。

冬至食谱：馄饨，营养丰富又好消化

为了给孩子增强营养，同时又要让食物容易消化和吸收，不会给身体造成负担，我推荐的是馄饨。

为什么推荐馄饨呢？因为馄饨皮比较嫩滑，比饺子皮更薄，更适合孩子吃。冬至到了，真正的严寒也开始了。屋外寒气袭人，家里最好有热气腾腾的美食，那才暖心暖胃。

馄饨馅的种类实在是太多了，我特意挑选了以下几种食材的组合：菠菜、芹菜、胡萝卜、香菇、豆干。

菠菜有促进肠道蠕动的作用，能通肠导便，还与身体血液、人体骨骼生长有关，所以说菠菜可以补血。

芹菜平肝清热、祛风利湿、清肠利便、润肺止咳，还富含钙、磷，对孩子的骨骼发育有帮助。

胡萝卜能祛痰、消食、除胀，富含能够促进生长发育的维生素A。

香菇性味甘平，可改善机体代谢，增强免疫能力。香菇还含有锰、锌、铜、镁、硒等微量元素。想给孩子额外补充微量元素的家长可以考虑一下香菇这个天然食补的食材。

豆干是中国传统豆制品之一，是豆腐的再加工制品。它柔中带韧，营养丰富，属于发酵食物，容易消化吸收。

包馄饨的时候，如果是给孩子吃的，我喜欢少包一点馅，让孩子多吃点馄饨皮，遵循主食多一点的原则。

最后，在冬至这个大吉之日，愿我们的孩子健康平安成长。

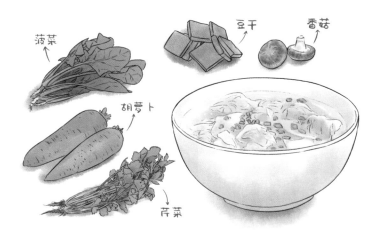

材料

菠菜 ························适量
香菇 ························适量
胡萝卜 ·····················适量
豆干 ························适量
芹菜 ························适量

做法

1. 菠菜用开水焯烫，去掉涩味，然后切碎。
2. 香菇、胡萝卜、豆干、芹菜切成小丁，然后放入油锅里炒香，起锅，放凉。
3. 所有食材混在一起，加入适量的香油、盐、酱油，混匀。

灵活运用

　　当然，你也可以随意搭配，如果不喜欢菠菜、芹菜，可换成大白菜，也可以加些瘦肉、鲜虾或者鸡蛋。馄饨的汤底可以是排骨汤、蔬菜汤，也可以是清汤，只要放点油，撒点葱花即可。

小寒：穿衣要暖，家更要暖

心情舒畅，身体才能通透温暖

小寒标志着季冬时节的正式开始。"小寒小寒，冻成一团"，至此冷气积久而寒，在寒气袭人的天气里，防寒保暖为养护孩子的第一要素。

除了衣着保暖，还有一点更为重要，那就是语言的暖、情绪的暖。有一句话是说幸福的家从好好说话开始。冰冷的语言，比寒冷的气候更伤孩子的身心。在孩子闹情绪时，先考虑他的身体是否舒服。如果身体没有异常，则考虑是否发生了什么事情。如果是身体不适，先反思这几天的喂养中是否肉、蛋、奶、水果过量，是否过饱等。以上这些觉察和分析，有助于让你冷静下来，从而更好地帮助孩子。

大声责骂孩子如同冷空气一样会让孩子身心都凉得透透的。对于家长的坏情绪，孩子不仅心神会感应到，身体也会做出相应的反应，孩子的气机平衡容易被打破。中医认为，人体之气的升降出入失去平衡，身体就会有症状产生，如易受寒、感冒等。

温暖的爸爸妈妈对于孩子来说就像四季如春的好天气。心情舒畅的孩子，身体也通透，气机能够保持平衡。

所以，小寒节气养孩子时要防寒保暖：一是衣着要暖；二是家要暖，家庭成员间要和睦相处；三是饮食要有足够的能量，以供给身体防寒。

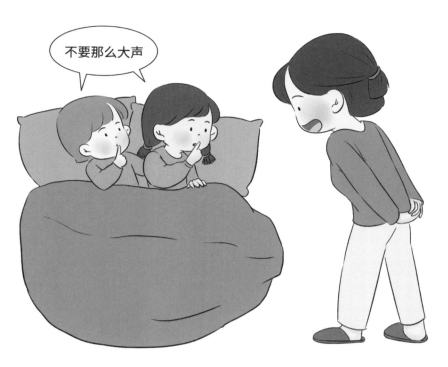

好好吃主食，才能给孩子提供充足热量防寒

能够提供充足的热量和营养、身体还不需要消耗太多能量去转化的食物，古人早就为我们选好了，叫作主食。主食就是谷物粮食，它是对我们的身体最有利的，也是生养气血最需要的。

好好吃饭，多吃主食，让自己和孩子的气血充足，这是根本。孩子吃一碗米饭或者面条，也能胃口棒棒的，才能称为好的状态。家长得把注意力放在主食上，再搭配其他食物，而不是为了所谓的调理身体，想着给孩子补一补，就弄一大堆菜、水果。我们不能每一餐都以菜为主，而是要保证主食的摄入，遵循《黄帝内经》所言"五谷为养，五果为助，五畜为益，五菜为充"。

主次颠倒的吃法会消耗孩子的气血

很多人把饮食的主次颠倒了，每天以大量的蔬菜、水果或者肉类为主，导致因消化所消耗的气血比摄入的还要多。一开始可能身体没什么感觉，过了两三个月或者半年，原有的气血耗得差不多了，由于气血不足产生的症状就出现了，如脸色发黄、发白，易头晕，易疲倦等。

如果发现孩子出现不愿意吃主食，只喜欢吃菜或者肉的情况，则需要考虑一下孩子的食欲是否出现了问题。如果孩子长期不爱吃饭，结合孩子的吃喝拉撒睡，以及脸色、情绪、身体等情况，要考虑是否进行中医调理。

小寒食谱：五花肉土豆焖饭，养胃又健脾

在小寒的天气里，我推荐的是多数人都作为主食的大米。大米性平、味甘，具有补中养胃、益精强志、聪耳明目等作用。

大米饭有很多做法，可蒸可煮，还可以做炒饭。考虑到小寒节气的特点，结合孩子们"脾常不足，肝常有余"的生理特点，为避免孩子出现内热的情况，做焖饭是最好的选择。焖饭的食材选择非常丰富，以能提供充足的热量、养胃健脾、冬天补肾为标准，我推荐的是五花肉土豆焖饭。

猪肉味甘咸、性平，能补肾养血，滋阴润燥。在各种肉类中，猪肉是可以入肾的，在冬天可以适当地吃点猪肉。

土豆能和胃调中、健脾益气。口感软绵，营养齐全，且极易被人体吸收。

小寒节气宜防寒保暖，暖暖的家，暖暖的爸爸妈妈，暖暖的美食，还有暖暖的孩子，一起过好整个冬天吧。

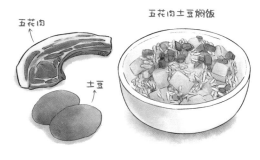

五花肉

土豆

五花肉土豆焖饭

五花肉·······················1 小块
土豆·························适量
大米·························适量
葱···························适量
蒜···························适量
淀粉·························适量
盐···························适量
酱油（或鱼露）···········适量

灵活运用

　　以上食材可随意搭配，也可以放胡萝卜、豌豆，视觉上更好看。五花肉不能多，否则对于孩子们来说太油腻，也难消化。米饭、土豆的比例为3：1左右，米饭要多些。香喷喷、热腾腾的焖饭，开锅就能闻到浓郁的饭香和土豆香，口感也软绵，适合大部分孩子食用。

做法

1. 五花肉剁碎，放入淀粉、盐、酱油或者鱼露腌制10分钟，土豆切成小块，葱切成葱花，蒜剁成蒜蓉。

2. 把锅烧热，倒入一点油，再放入五花肉炒香，小火翻炒，待五花肉中的油都煸出来后放入蒜蓉炒香，放入土豆，放适量的盐，翻炒到土豆产生香气。炒好后放着备用。

3. 把大米和炒好的食材混匀，放适当的水，把电饭锅或者电压力锅调成煮饭模式，做好之后撒些葱花即可。

大寒：
走过生命里的大寒，春天就不远了

孩子放寒假了，饮食上要做减法

寒气之逆极，故谓大寒。大寒是二十四节气中最后一个节气，也是冬天最后一个节气。

大寒节气，孩子已经放假在家，会免不了面对各种各样的劝吃场景："吃点饼干，吃点糖果，吃点水果……"孩子一不留神可能就吃多了、吃杂了。这时懂得反馈式喂养的家长会立刻先做减法，调整饮食，让孩子改吃清淡易消化的食物，带孩子出去晒晒太阳，多跑几圈，或者揉揉肚子、做做小儿推拿等。积食、发烧、咳嗽、便秘这些症状还来不及给孩子带来影响就可能已经被解决了。这些最基础的中医育儿知识确实会使孩子越来越容易养，家长会感觉带娃原来是件轻轻松松就能完成的事。

经过多年实践，中医也确实是把我及周围的家长们带离生命中的"大寒"，回到"春天"，回到生命中的精彩状态。

在中医的照拂下，孩子们越来越好

来"羊爸爸社区"的很多妈妈们，都是带着困扰来的。她们发现按照"科学育儿"的方式喂养孩子，孩子的状态却越来越不对劲，比如孩子爱趴睡，总是没胃口或者吃得多但很消瘦，脸色发黄、发青。就这样一直寻找原因，她们在"羊爸爸社区"里找到了问题的答案。

妈妈们从此开始学中医育儿，学着把中医融入日常生活，学着觉察自己和孩子的身体以及情绪。在这个过程里，不光是孩子有了好转，妈妈们也被疗愈了，她们开始看见真实的孩子。生命里的大寒并没有那么可怕，我们以为自己为孩子付出了许多，其实孩子也在用他们独有的方式为我们付出。

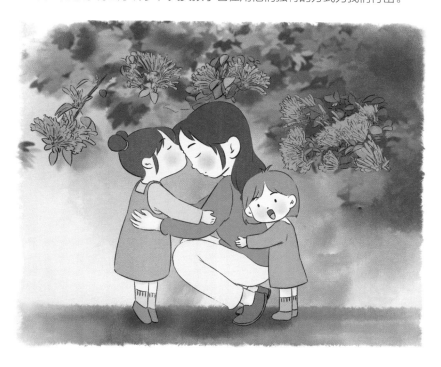

大寒食谱：糙米汤，清清爽爽迎新年

为了给孩子在饮食上做些减法，这里我推荐的是糙米汤。

　　糙米是稻谷脱壳后不加工或较少加工所获得的全谷粒米。与大米相比，糙米较多地保留了稻谷的全部营养。它保留着更完整的稻谷的"气"。

　　糙米汤的具体做法是把糙米煮 20 分钟左右，然后取汤去渣。糙米汤非常适合给孩子饮用，既能快速补充津液，又能补充 B 族维生素和微量元素锌，口感也非常清甜。

　　如果孩子发烧，口腔发炎，食欲不好，手指易脱皮、易长倒刺，那么糙米汤也是个非常好的选择。

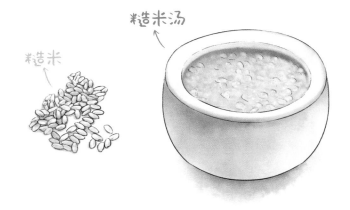

糙米汤

糙米

秋冬健脾专栏：增强体质关键期

猪油板栗焖饭，专属秋天的加强版健脾饭

当脾胃运化出现问题时，我们摄入的营养就没办法很好地被吸收和转化，会成为湿气，从而影响气血循环。对此，解决的办法仍然是健脾胃，要让脾胃能够运转得更好。

脾胃居于人体的中间位置，从三焦看，属于中焦。脾胃属土，是后天之本，在中医看来，它对应的颜色为黄色，因此要适当补充黄色食物。黄色的食物有很多，在秋季中既应季又能养胃健脾的就属栗子了。

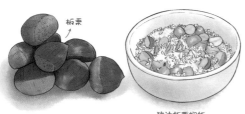

板栗

猪油板栗焖饭

材料

栗子······适量
大米······适量
猪油······适量

做法

1. 新鲜板栗剥壳切丁。
2. 锅内放少量猪油，待油热后放入板栗丁翻炒片刻，放入大米炒匀，加适量水，加盖焖熟即可。注意猪油不要太多。

灵活运用

对1岁以内的宝宝，可以做板栗粥。喜欢清淡口味的可以做成板栗蒸饭。

要以大米为主食，大米的量要多些，栗子少许。

栗子也叫板栗，性味甘温，入脾胃，形状似肾，也入肾。《经验方》记载它"仍须细嚼，连液吞咽，则有益，若顿食至饱，反伤脾矣"，《本草衍义》记载"小儿不可多食，生者难化，熟即滞气隔食"。

古人早就提醒我们，好东西也不能一次吃太多，适量就好。而栗子蒸饭是用栗子搭配米饭，既能保存栗子的香甜之气，又不用担心消化不好。

南瓜浇汁饭，健脾补中气

南瓜性味甘温，甘味入脾胃，补中益气。南瓜是秋天给人的馈赠，用南瓜入饭，保持着原汁原味，又能健脾、补中气。因为南瓜呈温性，如果孩子肚子胀满，长痘疮，就暂时不吃。

南瓜浇汁饭

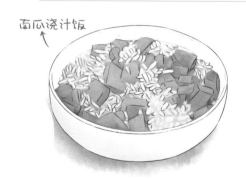

材料

南瓜……………………适量
大米……………………适量
肉末……………………少许
葱………………………适量
盐………………………适量
酱油……………………适量
淀粉……………………适量

做法

1. 南瓜去皮、洗净、切小块，和大米混匀，放适量水，蒸熟。
2. 肉末用盐、酱油腌制一会儿，葱洗净切成葱花。
3. 起油锅，爆香葱花，放入肉末翻炒至熟透，放入淀粉勾芡，起锅后浇在蒸熟的南瓜饭上。

灵活运用

如果1岁以内的宝宝吃，可以做成南瓜粥。喜欢清淡口味的可以只做蒸饭。

要以大米为主食，大米的量要多些。南瓜不能放太多。

五色菜大杂烩，养好孩子五脏

杂烩，顾名思义，是用不同原料混合烹烩而成的菜肴。将不同的食材融合在一起，让它们既能发挥各自的特性，又有团队的协作，整体的口感、滋味都达到更高的境界。

有时候我觉得这也像是一家人在一起的感觉：有分歧，但更有包容和凝聚，相聚的时候总是热热闹闹，充满烟火气。心神满足了，人也就能量满满。孩子在其乐融融的家庭氛围中也能暖心健脾。

为了让家里人都能吃得开心，我特别推荐这道开胃健脾的大杂烩。

大杂烩的炖煮器具中，砂锅是首选。砂锅能均衡而持久地把外界热能传递至内部，使内部的食材更好地相互渗透，鲜香成分溢出得更多，口感也更加酥烂。

食材选择按照中医的五色而定。这里所说的五色指红、青、黄、白、黑，分别对应心、肝、脾、肺、肾五脏。红色养心，青色养肝，黄色养脾，白色养肺，黑色养肾。

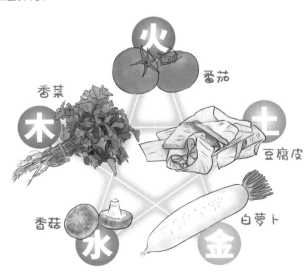

◎ 红色食材：番茄

红色入心，红色食物给人醒目的感觉，可以增强食欲。代表食物有番茄、苋菜、红豆等。

番茄有生津止渴、开胃消食、清热消暑、补肾利尿等功能，而且富含维生素 C。想给孩子补充维生素的家长可以用番茄做菜。

◎ 青色食材：香菜

青色入肝，青色食物可以帮助人体舒缓压力，调节肝胆功能。代表食物有菠菜、韭菜、芹菜、油菜等。

香菜的学名是芫荽，性温，味辛，具有发汗透疹、消食下气、健脾和中之功效，能促进胃肠蠕动，有助于开胃醒脾、调和中焦。如果不喜欢香菜，可以换成生菜或者芹菜等。

◎ 黄色食材：豆腐皮

黄色入脾，黄色食物富含大量的植物蛋白和不饱和脂肪酸，使人心情开朗，同时让人精神集中。代表食物有玉米、大豆、南瓜等。

豆腐皮性平味甘，有清热润肺、止咳消痰、养胃、解毒、止汗等功效。它营养丰富，而且口感嫩滑，1~2 岁的小宝宝也能吃。

◎ 白色食材：白萝卜

白色入肺，白色食物具有润肺的功效。代表食物有莲藕、冬瓜、白菜等。

白萝卜有很强的行气功能，性凉，味辛甘，能消积滞、化痰热、下气、宽中、解毒。

◎ 黑色食材：香菇

黑色入肾，黑色食物有补肾、养血的作用。代表食物有黑豆、黑芝麻、黑木耳等。

香菇味道鲜美，性平，富含维生素。主治食欲减退，少气乏力。

◎ 汤底：毋米粥

我选的大杂烩的汤汁是一种清粥，跟米油有异曲同工之妙，具有益气、健脾、养胃、清肺、润滑五脏、促进消化、排毒的功效。灵感来源于广东顺德的毋米粥。

毋米粥也就是看不到米粒的粥，因为经过了数小时的精心熬制，使米和水完全地融合在一起，再过滤掉多余的米渣，只保留白色的粥水，让米粥中的精华物质——维生素、矿物质、蛋白质等完好地留存下来，也就是传说中的"有米不见米，只取米精华"。

用毋米粥来烫食食材是一绝，浓稠的粥水会让一切食材尽显鲜嫩的口感，不仅能让食物均匀受热，还能更好地留住其中的水分和养分，保留原有的质地和口感。

材料

大米适量，水适量，番茄 2 个，香菜 1 小把，豆腐皮 100 克，白萝卜 1 根，香菇 8 个，香油、盐适量

做法

1. 食材全部洗净，切好备用，香菇提前泡发。

2. 大米放入砂锅，放适量水，在砂锅里小火煮 2~3 个小时，待米都煮成糊糊，再取汤去渣。

3. 以米汤做汤底，向汤里放入切好的香菇、白萝卜、番茄、豆腐皮，炖煮半小时。

4. 放入适量香油和盐，出锅前加入香菜末。

如果想要毋米粥的口味更丰富，可以先炖些排骨汤、鱼汤作为粥底，或者在毋米粥中加入瘦肉、贝类等，蔬菜也可以选择每个地区当季的新鲜食材，不用局限于上面的推荐。总之，根据每个家庭和孩子的喜好来随心搭配。

这道大杂烩既完美地保留了食材的营养和滋味，又能够照顾到孩子的脾胃和老人的牙口，特别适合冬日里全家人一起吃。

投入感情制作的食物是有力量的。用天然的食物来食养，顺应自然，就是中医养生之道。冬日里炖一锅大杂烩，和家人一起享用吧！

带着祝福意义的一道菜：大年初七的七样菜

大年初七，客家人素有吃"七样菜"的习俗。在这一天，最适合收拾好春节期间外放的心神，休整身体，煮一道调理肠胃的菜。

◎ 七样菜，煮一锅吉祥平安

七样菜是指把七种不同的菜放在一起煮。芹菜、蒜苗、葱、韭菜、芫荽这五种菜一定要有，另外两种就是搭配应季的其他蔬菜，如白菜、芥菜或者油菜等都可以，也可以搭配鱼、猪肉、丸子、豆腐。重点是七样菜要同时煮熟，全家分食。

以上五种菜根据它们的谐音都有各自的象征意义：

"芹菜"的"芹"字与"勤劳"的"勤"字谐音，象征"勤劳、勤快"；

"蒜苗"的"蒜"字与"算计""划算"的"算"字同音，象征"精打细算、会筹划"；

"葱"字与"聪明"的"聪"字同音，象征"聪明、能干"；

"韭菜"的"韭"字与"长久"的"久"字同音，象征"长长久久"；

"芫荽"（即香菜）的"芫"字与"团圆"的"圆"字读音接近，象征

"团团圆圆"。

七样菜是一道吉祥菜，饱含着古人的生活哲学，是含有祝福意义的一道菜。

◎ 吃下去，身心清爽地开始春三月

除了芹菜性味甘凉，蒜苗、葱、韭菜、芫荽均属于偏温的食材。这五种菜都是芳香类的蔬菜，能促进胃液分泌、增加食欲，也可刺激肠胃蠕动。它们生发之气强大，青色蔬菜所含的能量也是人体在春天里最需要的。葱、韭、蒜有辛辣之味，还有助于更好地将营养转化为能量，将其从体内输送到四肢末梢。

这道菜香香甜甜，非常适合一家人清理肠胃，身心清爽地开始春三月。

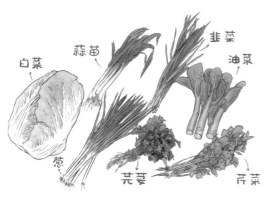

材料

芹菜……………………1 小把
蒜苗……………………1 小把
葱………………………1 小把
韭菜……………………1 小把
芫荽……………………1 小把
油菜……………………1 小把
白菜……………………1 小把
盐………………………适量

灵活运用

除芹菜、蒜苗、葱、韭菜、芫荽这五样必选菜外，其他两种菜可以任选。

如果孩子较小，把七样菜剁碎，煮成蔬菜粥也可以。

做法

1. 以上材料洗净后切段，备用。
2. 起油锅，把 7 种蔬菜全部倒进去翻炒，最后放入适量的盐，待所有菜变软即可。

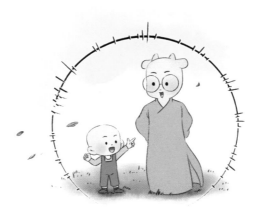